中医传承人

周庆

主　编　刘旭强

副主编　王子珺
　　　　王　婷
　　　　张亚美

中医古籍出版社

图书在版编目（CIP）数据

中医传承人周庆/刘旭强主编 . —北京：中医古籍出版社，2018.7

ISBN 978 - 7 - 5152 - 1655 - 3

Ⅰ. ①中… Ⅱ. ①刘… Ⅲ. ①中国医药学 - 文集 Ⅳ. ①R2 - 53

中国版本图书馆 CIP 数据核字（2018）第 018941 号

中医传承人周庆

刘旭强 主编

责任编辑 梅 剑

封面设计 宝蕾元

出版发行 中医古籍出版社

社　　址 北京东直门内南小街 16 号（100700）

印　　刷 北京紫瑞利印刷有限公司

开　　本 880mm×1230mm 1/32

印　　张 11.375

字　　数 200 千字

版　　次 2018 年 7 月第 1 版　2018 年 7 月第 1 次印刷

书　　号 ISBN 978 - 7 - 5152 - 1655 - 3

定　　价 36.00 元

目 录

目
录

第一章　成长篇

第一节　个人资料

基本信息：

周庆，女，汉族，1959 年 10 月出生，1983 年毕业于天津中医学院中医系，现为中医主任医师、中医内科硕士研究生导师，曾担任天津市河西区人大代表，是天津市中医药文化传承专家委员会专家、中国名医理事会理事，天津市河西区卫生局聘其为中医临床经验传承带教老师。周庆曾担任下瓦房社区卫生服务中心主任（院长），现任天津名中医周庆传承工作室导师、天津市中医中药传承工作导师。

业绩简介：

周庆自 1983 年 8 月毕业于天津中医学院中医系后，始终在基层医疗单位从事中医临床和管理工作，技术精益求精，医术高超，临床经验丰富，理论功底扎实，勤于笔耕，曾撰写医学论文 30 余篇。

1. 专业特长　周庆对一些疑难病症有其独到的见解，擅长用中医综合疗法治疗内、外、妇、儿各科疑难杂病，尤以治疗"中老年抑郁症"见长。其独特的综合治疗方法，如舌针、脐疗、耳针等治病方法，能有效地预防、控制、消除疾病的发生、发展及预后，所研制的脐疗贴为减轻患者的痛苦开拓了新的治疗方法。周庆2011年曾代表天津市参加"创建全国社区中医药工作先进单位评审"，并取得全市第一名的好成绩，原卫生部评审专家对其开展的中医舌针、脐疗等治疗项目一致认可并给予高度评价，舌针、脐疗成为天津河西区乃至天津市中医药诊疗服务的一个亮点。

2. 专业管理　周庆在担任院长期间，带领职工创建了中医特色服务社区卫生服务中心——"国医堂"，改变了过去基层医院中医单一的服务模式，推广的中医综合治疗方法（中医单元疗法）已成为基层医院中医服务的品牌。作为院长，她坚持每周出门诊两次，直接在临床一线开展管理工作，发现问题及时解决，提高了医院的医疗质量和管理水平。2011年作为中医学科带头人，周庆参与全区十二个中心的"国医堂"的创建和评审工作，为河西区卫生系统国医堂的建设做出了贡献。

3. 临床带教　周庆作为中医主任医师和医院管理

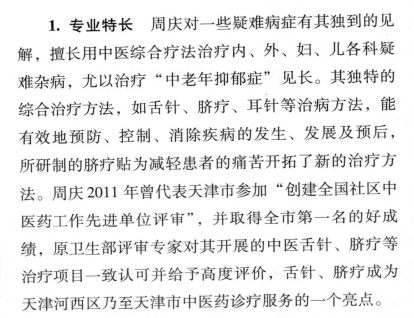

中医传承人

周庆

者，面对一级医院中医人才匮乏的局面，积极带教下级医生。2006年，周庆被河西区卫生局聘为中医临床经验传承带教老师，每周两个半天坐诊带教，毫无保留地将自己的学术思想与临床经验传给下级医生、外国留学生，以及上门求教的中医爱好者，为医院经济的发展做出了无私的奉献。其中学生中的两个人总结撰写的随师学习体会和老师的临床特色经验，发表在相关医学期刊上。学生马靖撰写的《周庆主任脐疗治病经验》一文发表在《中国健康月报》上，学生张轶君撰写的《周庆老师治疗老年抑郁症的特色》一文发表在《求医问药》杂志上。中医传承工作室带教的三位传承人，3年中都有不同程度的收获，他们撰写了相关论文10余篇，独立应诊时都能够担任临床基层工作的大梁，在辖区和社会上有一定的知名度。

4. 关注医改　周庆在担任院长期间，能自觉地关注医疗改革，主动地为国家医疗改革献计献策，将自己的心得体会和肺腑之言著于笔端，表达出了一位学者和管理者的心声。其撰写的《为解决群众"看病贵"问题应推广中医药技术》，发表在《中医药管理》杂志上；撰写的《浅谈社区慢性病的健康管理》，发表在《中国健康月报》上；撰写的《中医"治未病"在社区居民预防保健中的优势》，发表在《天津中医药》杂志上。

5. 社会影响 为了让百姓认识到中医在治病、防病中的重要作用，新华社记者于 2010 年 6 月 2 日对周庆做了"天津推广国医堂，不出社区看中医"的专题采访，多家媒体也对本条新闻进行了转载和报道。《天津中老年时报》记者于 2010 年 6 月 11 日对周庆进行了"中医治疗中老年抑郁症"的专题采访。周庆曾多次接受天津电视台、河西有线电视台专题采访，为解决百姓看病难、看病贵的难题起到了一定作用。她多次参与中医中药进社区的大型公益宣讲工作，为中医事业的发展做出了一定贡献。

第二节　业务自传

但愿人长久——记天津市中医传承工作室导师周庆

当一个人确定了自己的人生奋斗目标后，随之而来的是要以不屈不挠的精神、坚定不移的步伐迈向成功。周庆从 1981 年第一次拿起小小银针时，便坚定了以此为天职的信念，像古代名医扁鹊那样行医，解除患者的疾苦，造福一方百姓。

一

2007 年是周庆人生实现跨越的一年。那年，天津河西区下瓦房医院竞聘院长，周庆以对党和国家、对中医事业的无限忠诚和热爱，以其博学多才的中医学功底，被任命为院长一职。

河西区下瓦房医院是一个有着悠久传统历史的先进集体，挑起院长这副重担后，周庆想到的是如何将下瓦房医院的整体面貌更上一层楼，如何发扬下瓦房医院的中医老传统，把下瓦房医院打造成具有中医特色的、方便百姓就医的典型医院。因为周庆心里明白，荣誉是经过全院职工千辛万苦换来的，如何把先进的旗帜举得更高，再创辉煌，那就要下大工夫、下大力量，全院从领导班子到全体职工需要更加奋发努力和艰苦攀登。周庆是一把火，首先她重新制定了各项管理规章制度，加强了各科室人员配备，发挥每一位医护人员的自身能力和特长，形成了良好的医患环境，提升了下瓦房医院的知名度，使每年门诊量提升了330%，门诊就诊人次提升了300%，治疗项目提升了200%，包括增加拔罐、针灸等各种中医治疗项目，当时在津城名列前茅，带动了河西区创建国医堂的工作。当时周庆撰写的医院规章管理制度在医院建设和发展中推进了工作，严格管理、服务便民，促进了医患关系的和谐发展，并起到了创收增效的作用，这些管理规章条款至今仍起着主导作用。

周庆在担任下瓦房医院院长期间，工作一贯身体力行，在出色地完成管理工作的同时，坚持每周门诊出诊两次，深入一线治病救人，她又以自己的非凡才智努力地将医院打造成具有中医特色的医院。她以身作则，融入医院的职工群众中，与职工同甘苦共奋斗，使许多的一线临床工作得到现场解决。多年来，周庆将自己的门诊收费所得全部交给医院，自己分文不取。她处处想着职工群众，及时解决职工遇到的困难。她对职工的细心关怀和满腔热情使职工备受感动，消除了当时医院领导和群众的隔阂。当竞选区人大代表时，3 名院长 4 名企业法人同时竞选，由于群众的爱戴，周庆以高票率被选为区人大代表。

二

2012 年周庆迎来事业发展的春天，那年上级领导根据中医发展的规划，创建周庆中医传承工作室。随之，她被调到区属中医重点医院河西区中医医院，任传承工作室导师。周庆以其精湛的针灸医术和慈爱之心，把传承中医的重担担在自己的肩上。

周庆中医传承工作室的任务之一包括对学员的临床带教工作，在此期间对疾病进行诊治和科研总结。自成立工作室伊始，病人求诊络绎不绝，每日病号爆满，患者来自国内外不同地区。周庆对带教学员认真教导，诲人不倦地将自己多年的临床经验毫无保留地传授给求教的学生。除继承人外有许多学生慕名而来，其中包括加拿大、日本、韩国、新加坡、台湾等国家和地区，学员们为其临床就诊的风采、多变的治疗方法所倾倒。学员们通过跟师学习，加深了理论与实践的结合，开阔了眼界，逐步领会了对中医的深度了解和热爱，增强了临床接诊处置的信心，提高了应变能力，同时也缩短了与患者交流的距离，打消了接触患者的恐惧心理。周庆工作室几乎成为区内一级医院的低年资中医师轮训基地，学员们学成回岗位后，信息反馈较之前有很大进步，为其单位增添了多项诊疗项目，受到辖区患者的普遍欢迎。为了弘扬中医国粹，周庆在不断充实和完善自己的同时，有目的地培养学生们对中医学的热爱之情，更注重教他们如何做人，如何与患者沟通，怎样取得患者的信任，等等。

周庆中医传承工作室，这颗璀璨明珠在海河之畔闪烁着熠熠之光。

三

自古至今，针灸在临床上的运用历史悠久，拯救了无数疾病患者。针灸是以中医理论为指导，用针刺和艾灸的方法防治病痛，它是中医学的重要组成部分。周庆以小小银针治百病为特色，全面地驾驭这一临床治疗方法，并将针灸疗法从继承到创新，使之更完臻地运用在临床。在多年的临床实践中，周庆潜心研究用微针疗法治疗疾病，创立了一整套微针治疗方法。

微针疗法是针灸疗法的重要组成部分，是选取人体某些相对独立的部位，如耳部、舌部、眼部、脐部、头部及足部等部位脏象系统缩形或卦象部位，通过针刺疗法以调节脏腑、经络的功能来治疗全身疾病的一种新的方法。

微针疗法得益于中国的传统文化及医术。中医学从一开始就比较重视用"望、闻、问、切"等方法观察局部病理改变对全身状态反应的思维方式，通过局部针刺来改变全身状况也是针灸学的一个重要分支。周庆在长期的针灸临床实践中，汲取中华传统针灸之精髓，集现代诸多优秀针法之所长，致力于探寻高效快捷而操作简单的针灸治病方法，系统地研究了针刺人体多个独立部位来治疗常见病，并取得了满意的临床疗效。尤以舌部、耳部、眼部、脐部、头部及足部微针疗法效果更为显著，具有"针而无痛，有应有效"的特点。

舌针疗法：舌针疗法属于一种微针疗法，通过毫针刺激舌体上的特定穴位，达到防病治病的目的。

舌者心之苗，心为五脏六腑之大主，其气通于舌，其窍开于舌。而脾肺肝肾无不系根于心，手足阴阳无脉不通于舌。周庆在中医理论和针灸理论指导下，结合现代解剖知识及生物全息论，将舌针的取穴法浓缩简化为"解剖相连，脏腑相关"。同时，有鉴于舌部不宜留针的局限，她将放血疗法应用于舌针疗法中，总结出"宜快不宜慢，易短不易长，易浅不宜深，散刺多出"的无痛、高效舌针疗法，并通过放血疗法引邪从上从舌而出，较普通舌针疗法疗效显著提高。

耳针疗法：耳针疗法属于一种微针疗法，通过毫针刺激耳郭及耳背上的特定穴位，达到防病治病的目的。理论认为：耳郭形如"胚胎倒影"，并认为耳穴在耳郭上的分布有一定的规律，一般与头脑、面部相应的耳穴多分布在耳垂和对耳屏，与上肢相应的耳穴多分布在耳舟，与躯体和下肢相应的耳穴多分布在对耳轮体部和对耳轮上下脚，与腹腔脏器相应的耳穴多分布在耳甲艇，与胸腔脏器相应的耳穴多分布在耳甲腔，与消化道相应的耳穴多分布在耳轮脚周围，与耳鼻咽喉相应的耳穴多分布在耳屏四周。周庆三十余年来，采用耳穴沿皮透穴刺法，即利用毫针沿着皮下刺入，用一针贯穿两穴或某一穴区，治疗一些疼痛性疾病及肢体功能障碍等方面，尤其是应用于耳郭的耳舟、对耳轮及其上下脚等部位，取得了见效迅速、治疗次数少、疗效巩固的满意效果。

头针疗法：是在头部特定的刺激区运用针刺治病的一种方法。20世纪50年代，针灸工作者受到耳针研究的启发，经过长期不懈的临床探索、实践、反复验证，总结升华而成不同风格的头针流派。周庆在焦氏头针基础上，采用洛书与后天八卦结合围刺法，将八卦所代表的八个方位的元气汇于中宫，即刺激区中心以改善病变区血供，取得了显著的疗效，同时其远期稳定性也远高于以往的头针疗法。

足针疗法：足针疗法是在足部特定的刺激区运用针刺治病的一种方法。足针疗法在我国已有悠久的历史，早在《黄帝内经》的《灵枢·始终》便有记载："病在头者取之足。"周庆在30年的临床实践中，结合现代解剖知识及生物全息论，将足针的取穴法浓缩简化为"解剖相连，脏腑相关，相邻透刺"。广泛应用于治疗脑血管疾患，尤其是恢复期的功能障碍，取得了卓越的临床疗效。

脐针疗法：脐部针刺疗法是根据易学中的后天八卦图的五行生克制化创立，将脐芯为中心向四周八方扩散形成八卦的方位，并通过八卦方位找出相应的疾病对应关系，并根据"下针必有方向，进针需含补泻"的进针原则进行治疗，操作简便，治病范围广。

因限于脐的特殊解剖关系，不恰当的针刺极易损伤小肠，引发腹膜炎、败血症等危急重症。周庆以脐中为中心，取脐周下脘、石门、天枢、太乙、大巨八方五穴以代替神阙脐壁八方针刺法，由于脐部具有得天独厚的解剖、生理学优点：哺乳动物胎儿在母腹中发育过程是腹壁脐孔最后闭合，所以表皮角质层最薄，皮下无脂肪组织，脐下腹膜有丰富的静脉网，浅部和腹壁浅静脉、胸腹壁静脉相吻合，深部和腹壁上下静脉相连。脐部中药贴敷可以避免肝脏的首过作用和对胃肠道环境的破坏作用，生物利用度较高，同时给药方法简便，全身不良反应相对较小，患者容易接受。鉴于"脾喜燥恶湿"与"途远力不及"的不足，周庆力倡勿将寒性药物直接贴敷于脐部，将脐部贴敷与"直达病所"的患处穴位贴敷相结合，极大地提高了脐部贴敷的临床疗效，强化了脐针疗法的效应。

眼针疗法：眼针疗法属于一种微针疗法，通过毫针刺激眼眶内外特定穴位，达到防病治病的目的。眼

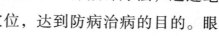

针理论认为，眼睛是一个局部器官，但它通过纵横交错全身的经络，与脏腑及其他器官保持着密切的联系，使全身构成一个有机的统一整体，维持着人体的正常生命活动和视觉功能。若脏腑经络功能失调，则可影响到眼睛，使眼睛发生各种变化。同样，眼睛的变化，也能反映出脏腑功能状态，因而通过对眼睛的观察，掌握疾病的发生、发展及预后，对其针刺可达到防病治病的目的。

周庆在 30 多年的临床治疗中有许多重症、疑难案例，曾治一多次反复发作刘姓脑卒中患者，本次发病行头颅 MRI 提示：左侧基底节区、半卵圆中心梗塞，住院予以抗凝、抗血小板聚集、抗过氧化、营养脑神经、改善脑部血供、中药及针灸等治疗 6 月余，无明显效果。后患者辗转我处诊治，症见右侧肢体活动不利，右上侧肌力 1 级，右下侧肌力 2 级，伴面红目赤，急躁易怒，汗出较多，大便干燥，数日一行，口干舌红，舌苔黄腻，左脉沉弦细微数，右脉沉微；查其于外院治疗，均为清热平肝的中药及相应的针灸，故疗效凡凡。本院采用传统体针疗法半月余，虽有小效，却不及预期。后以体针基础上加以针刺足部头穴，及焦氏头针运动区采用八卦围刺法治疗后，1 个月后扶杖而行。

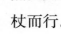

疗效分析：考虑患者瘫在右侧，患者体型肥胖，且平素多汗，动则气喘，中医认为胖人多气虚，胖人多痰湿，故患者本身为气虚体质。同时患者又兼便秘，面红目赤，急躁易怒，汗出较多，口干舌红，舌苔黄腻，考虑其有脾虚和肝热并存，故不能单纯补气及清肝热，采用清热平肝的中药及相应针灸，故此疗效凡凡。后在体针基础上加以针刺足部头穴，及焦氏头针运动区采用八卦围刺法治疗后，1个月后患者就能扶杖而行。

周庆的微针疗法将许多重症患者治愈，这一切证实微针疗法是针灸疗法的重要组成部分，是一种高效快捷而操作简单的针灸治病方法，在常见病、慢性病、多发病等治疗中有较明显的优势及显著的临床疗效。

周庆在中医临床工作中兢兢业业、勤勤恳恳，无微不至地为患者服务，治疗他们的病痛。在中医学术领域中，她深耕研读中医学的高深知识，并用它书写辉煌的篇章，获得丰硕成果，撰写论文观点多次被其他学者引用；召集相关人员编写管理性文章10余篇，成为许多医院至今仍在沿用的纲领性文件。周庆站在管理者角度发表的关注医改的文章有多篇，多次参加天津市电视台大型中医健康知识公益讲座，曾多次接受过相关媒体的中医保健知识访谈，有的患者仍保留着访谈报纸。

四

　　周庆以其敏捷的思维、聪慧的心灵、坚韧不拔的毅力扬起中医学海中的风帆。我们开启时间的隧道，将看到周庆刻苦学习和追求知识的心路历程。在大学期间，她的学习成绩优秀，在见习阶段看到所学知识能够在临床为患者解除病痛，更加激发了她的学习热情，特别是看到针灸神奇的疗效时她非常欣喜，放学后便刻苦练习，不放过任何一个施展技能的机会。当到恩师石学敏的科室实习时，她被大师的针法所折服。石学敏创立的醒脑开窍法对心脑血管疾病做出了量化规范，当时她立志向石老师学习，做一个对社会有贡献的人。于是，她利用寒暑假时间到石老师那里学习，因此受益终生。周庆是一位善于学习、苦于学习、乐于学习的人，她充分利用课堂外的学习机会，拜江南名医凌云鹏老先生为师，并有幸成为他的关门弟子。在凌老师那里得到真传，使她对今后的许多中医外科疾病都有一个快速明确的诊断，并能提出正确的治疗方案。她又拜民间郎中陈明全为师，将其治疗小儿虫症、小儿疳积等治疗方法学习到手，指导应用于临床，至今依然疗效显著。在参加工作初期，她虚心地向科

中医传承人

周庆

室里的老医生请教，学习各位老医师的专长。临证时她向民间医生学习，比如舌针、耳针疗法即是学习的结果，她将这些总结上升为理论后，在临床推广应用。

那是 1981 年暑假的一天，天气格外炎热，周庆为了跟石学敏院士学习针灸，因路途遥远怕迟到，没有吃早饭就匆忙赶到医院，看到石老师接诊患者有条不紊，谈笑风生，心中敬佩之情油然而生。因为患者和实习生较多，她只能站在一个角落记录倾听。当时见到大师的风采后忘记了饥饿和疲劳，待到中午时她走在回家的路上，由于腹中饥饿突然间天旋地转，有一位好心阿姨上前拉住她的手，问周庆哪里不舒服，是不是中暑了，把周庆扶坐在路边，还买了一支冰棒递到她的手里。经过短暂的休息，她稍微好转。就是这位好心阿姨的善良之举，让周庆从那时起，更加坚定了走中医道路，要用自己的成就报答社会，报答好心人，做一个对患者对社会有贡献的人。此时，周庆眼前又浮现出学习现场，瞬间退却了身体的不适。

拜中医著名外科专家凌云鹏老先生为师是在 1982 年，当时他在天津市讲学，那时周庆还可以经常见到凌老师，有什么问题可以当面请教。1983 年，他回到了老家嘉善，再见面求教不可能了，当时的通信工具不发达，只能靠书信交流学习。每当周庆遇到外科的疑难疾病时，就及时给凌老师汇报辨证治疗过程，凌老师也及时地回复指点，有一个病例就是在凌老师的指导下使患者免除了手术之苦。当时的情况是患者为未婚女性，自己在无意间发现右乳房有一个枣核大小的硬结，随即请外科医生诊治，诊断为"乳腺瘤"，性质没有确定，安排手术当天赶上线路故障，她穿着病号服来找周庆聊天。当听到患者的情况后，周庆运用凌老师的消痞汤为其治疗。3 天后当患者再次躺在手术台上的时候，乳腺上的硬核已不复存在，周庆得知后加深了对中医外科神奇疗效的认知，坚定了走上为中医增光这条道路的原动力。

　　有一位患者，女，因胆结石导致黄疸，正值产后坐月子，家人恐其黄疸传染给新生的孩子，随即将母子隔离。患者因思念孩子，来就诊时不停地哭泣，经服用凌老师的退黄汤两周，痊愈。22 年后该患者因脑梗又来就医，其右半身活动不利，伴语言不利，经过针灸 1 个疗程恢复正常，家属非常感动。当患者家属看到周庆一边针灸一边咳嗽，便对周庆说，他们家是世代舌针的传人，于是为周庆施针治疗咽炎 3 次，痊愈，同时教会周庆舌针的治疗方法。这件事使周庆感到高手在民间，她应该放下身段，虚心向民间高手学习求教。经过临床多次实践印证，再从书本中找到理论依据，最后经过临床印证总结，周庆形成了一整套的舌针治病疗法。

每当遇到某种疾病，治疗效果缓慢又存有疑虑时，她立即请教老医生，得到一定的启发，再根据具体病人的个体差异，制定出治疗方案，比如在对慢性咽炎、哮喘、面肌痉挛、肥胖等特殊病患的治疗中，除运用传统中医治疗的同时，再配合面针、舌针、体针、腹针等方法，针药并济地达到治疗疾病的目的。

周庆将中医中药与针灸理疗紧密结合，诊断时针药并济，运用耳针为儿童治疗发热、麦粒肿等看似不同种类的疾病，并且手到病除，此方法深受患者、家属、带教学生的喜爱。用微针疗法为孕产妇婴幼儿保驾护航，以往孕妇感冒咽痛只能硬扛，到周庆这里一针解除痛苦。例如，哺乳期婴儿生病喂中药困难，让其母代为服药，通过哺乳达到治疗目的；用腕、踝针治疗局部疼痛、肿胀、高血压。

周庆从前辈的教诲中汲取了丰富的中医理论和经验，她把学习到的知识从继承中升华，并赋予创新。

五

目前，中国正处在社会老龄化的现实状况，运用中医国粹针灸治疗老年常见病，是患者的首选，也是患者经过求医治病后亲身的感受。周庆为老年患者开通求医绿色通道，以中医全科医生的资格全身心地为"银发世界"服务。她经常思考如何运用中医这个国粹服务好一方百姓，让他们有一个幸福的晚年。她曾著文《浅谈社区慢性病的健康管理》《为解决群众"看病贵"问题应推广中医药技术》《中医"治未病"在社区居民预防保健中的优势》等文章。

依照中医理论治疗各种疾病，在每日接诊中用传统的针灸方法治疗中老年颈肩腰腿痛，用耳针解决患者耳聋耳鸣、小儿高热、小儿疳积等，用眼针解决老年人眼花流泪、视物不清、飞蚊症等眼部疾患，用腹针治疗老年焦虑、肥胖、糖尿病、胃脘痛等疾患，用腕、踝针放血疗法治疗头痛、高血压、患侧肢体肿胀疼痛。用舌针治疗慢性咽炎、声音嘶哑，本疗法多次帮助许多老年朋友恢复歌喉进军唱歌比赛。周庆深切关注老年群体中的焦虑、抑郁症患者，曾在《中老年时报》发表了《中老年抑郁症防治对策》，为他们打开心结，开阔心胸，驱除病魔阴影，受到广大中老年人的好评，许多患者前来就医或来电解疑。

周庆作为津城中医界的中青年名医，曾代表天津市卫生局参加了原卫生部的中医药特色城市的申报审核工作，其中的一项舌针耳针特色诊疗演示受到原卫生部评审专家的嘉奖。她还曾于 2011 年在天津召开的世界人口大会上，代表天津市社区卫生服务中心为国际友人进行针灸治疗疾病，取得了第一名的好成绩，得到了外国专家的高度评价。

综上，作为一名普通的全科老医生，周庆指出应更好地运用中医国粹，在今后的老龄化社会为患者服务，要毫无保留地将我们的知识传承给年轻的医生，这样我们的国家才会有希望。在利好的大环境下，充分利用新的科学技术普及健康知识，增强保健意识。

周庆在救治一些身患绝症的患者时，总是鼓励他们鼓起勇气战胜病魔。许多抑郁焦虑症患者无法正常思维，她在治疗时与他们谈心交流，打消他们的疑虑，从而使他们走向正常的生活轨道。2006 年某女患者初诊，59 岁，因患肺癌就医，患者自知已罹患肺癌请周庆帮忙开一些抗癌的保健中药，当时查出肺癌病情的专科医生告知只有 3 个月寿命，其小女儿当时新婚未育。患者用中药保守治疗肿瘤，生命延续到其外孙 9 岁，带瘤生存 10 年才去世。有一位抑郁症陆姓妇女就诊时，不善言谈，手臂有伤痕，经过几次耐心细致的诊治后，病情好转。她说：我会笑了，以前我看谁都不顺眼，经常想轻生。

周庆认为中医在发展：中医有着五千年的历史，

它的发展有赖于我们在继承的基础上阔步前进，其效验价廉的老传统不能丢。比如，传统的煎药方式年轻的上班族不太好接受，但随之应运而生的免煎颗粒又是一个很好的补充，服用简便，易于携带，像这种发展和创新值得提倡。患者需求在提高：随着社会的进步，人们健康保健意识的提高，目前大力提倡未病先防，中医治未病成为热门话题，患者的需求迅猛增加成为社会发展的必然趋势，如何应对这些变化是摆在每一位医生面前的新课题，怎么办？周庆认为医生必须随时更新知识，向扁鹊那样随俗应变，跟上时代的节奏，才能与时俱进。面对医疗市场的现状，周庆认为，医疗被推向市场是社会发展的产物，我们要仔细地分析各种乱象，坚信国家会予以治理，使其规范。不要一味求全责备，要加强自身的修炼，用真才实学去为患者服务，把弘扬中医国粹作为己任，做一个对中医药有贡献的人。

周庆深刻地指出改变思想认识，普及中医药知识，消除对中医的偏见，应本着不勉强下结论，也不轻易否定，只要是客观存在，就给予承认的态度。要承认宏观知识和微观知识两大类知识的存在，对于非现代认知体系外的思维方式和知识予以充分的尊重和研究，不能因现代科学无法解释就轻易否定中医药理论的科学性。中医药如果运用得当，很多疾病的诊疗水平能大幅度甚至成倍提高，许多现代医学无法解决的疾病用中医疗法就能够解决。尤其是在目前现代医学对许多疾病束手无策的情况下，中医药的优势更不应忽视。因此，当前应重视并下大力气宣传普及中医药知识，消除对中医的偏见，提高广大人民群众对中医药的认识和认可程度。

周庆认为，传统中医的继承与发扬要重视运用现代科学研究方法，重视中医药的标准化，但也不能单纯用现代医学标准和研究方法套用中医的理论和临床病证，不能完全用西医、西药的标准来衡量中医、中药，不能完全用西医的管理方法来管理中医。中医应按照自身规律去发展，在医疗实践中必须坚持中医中药的密切结合，研究和发展具有中医特色的现代诊疗手段。周庆带领相关人员编写了一系列中医适宜技术和中医操作规范，在人才培养上重视师承教育，探索师承教育和院校教育的结合方式，其带教的每一位学生在独立临床时可以灵活处置病患，很快在患者中得到信任。周庆每每临证不拘泥于老传统，并且指出中医药的现代化首先要实现中医学与现代科技的紧密结合，建立现代中医学理论体系。为了跟上时代的发展，中医学需要在继承和发扬古典中医思想的基础上，与现代科技紧密结合。现代中医学需要结合多学科的力量打造一个科技平台，"天人合一，整体观念，辨证论治"等理念运用现代科学语言进行表述，从而更容易被现代人所理解和掌握，利用现代科技研究和发展中医的现代诊疗手段，将传统中医学发展成具有中国特色的现代中医学，只有这样，中医才能得到更好的发展空间，真正地福泽苍生。另外，中西医相互补充，而不是相互排斥，各种现代医学诊疗手段、实验技术和各种研究成果，中医都可以大胆采用。现代医学的检测手段拓展了中医的视野，给中医的望、闻、问、切更大的空间。中医在检查人体疾病时，要利用一切可利用的现代科技手段收集和检查各种病情资料。中医在给病人实施具体治疗的环节上，可以充分利用现代医学科技手段。其中的关键是对收集到的所有检查资料，要按中医理论进行辨证分析，运用现代治疗手段时也必须用中医理论来指导，体现中医的整体观和辨证论治思想。

通过周庆传承工作室师生几年的共同努力，学生们已经学有所成，他们经过刻苦钻研已创造出可喜的成绩，共发表论文12篇，在独立临床时能够应用周庆的临证经验辨证处理病患，在所属辖区打响了自己的品牌和提高了知名度。有许多患者，全家几代从其他辖区来点名找他们看病，学生们为年轻的中医生树立了新中医接班人的典范，让我们见证了中医后继有人的局面。

时代在进步，中医在发展，周庆以勤奋执着的情怀，攀越着中医学的顶峰，为津城百姓祛病除疾，让他们恢复健康，享受今日美好的生活。

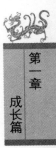

第一章

成长篇

第二章 论著篇

第一节 "肝郁"证浅议

摘自《中华女中医药师优秀医论荟萃》，
1993：5－11

郁证是由于情志不舒、气机郁滞所引起的一类病症，主要表现为心情抑郁，情绪不宁，胁肋胀痛，或易怒善哭以及咽中似有异物梗阻、失眠等各种复杂症状。《丹溪心法·六郁》中提出："气血冲和，万病不生，一有怫郁，诸病生焉，故人身诸病，多生于郁。"说明情志所伤可导致肝气郁结，逐渐引起五脏气机不和。

一、肝的生理病理特点

（一）肝的生理功能

肝为五脏之一，其属性比喻为风木，风善行数变，为百病之长；木则喻其生长，动态自然。肝主疏泄，使气机流畅，又主藏血，司生命活动的基本物质之气血两项。经云："五脏者，藏精气而不泻也。"各脏主气，藏精藏神，各司其职，分工合作，惟独肝既有贮藏有形之血，又具有疏泄无形之气。肝与胆相表里，胆为六腑之一，却是清净之腑，肝属脏，有疏泄之用，并不完全"藏而不泻"，胆属腑却内藏精汁，有代理肝权之能，并非"泻而不藏"。由此可见，肝之性能与其他四脏相比确有特异之处。

1. 阴阳气血统一之体　肝属木，其母为水，其子为火，水为阴，火为阳，水火为阴阳之征兆。木则介于水火之中，故肝又有"阴尽阳生之脏，肝以血为体，以气为用，有体阴而用阳"之说。气属阳，血属阴，故肝为阴阳气血水火统一之体。

2. 肝主疏泄有运化气血功能　肝主疏泄，疏泄包括舒畅、开展、调达、宣散、流通等多种生理功能。肝气是肝生理活动的本能，疏泄是肝活动的体现，不只局限于气机调畅，还包括血流运行、物质代谢、精神活动、月经动态等一系列生理机能。

（二）病理方面

1. 精神情志方面　心藏神，肝藏魂，肝与心包同属厥阴，所以人的精神情志活动除心外，与肝的关系很密切，所以有"肝主谋虑"之说。疏泄正常，则人的心情舒畅，理智清朗，气血平和；肝疏泄失常，则易引起情志的异常变化。疏泄不及则表现为抑郁的证情，如孤僻寡欢，胸闷胁胀，嗳噫太息，闷郁不乐，也可见肝血不荣之头昏、眩晕、神疲梦扰。疏泄太过则表现为兴奋亢进，见到急躁善怒、失眠头痛、目赤胁痛，也可导致肝不藏血之吐血、衄血，其主要机制则在于肝之疏泄对精神情志的影响。

2. 与脾胃的关系　胃主纳，脾主运，胃脾之消化吸收过程离开肝的疏泄是不能完成的。按五行学说，肝属木，脾胃属土，它们是相克关系，土需木疏木需土荣，说明脾胃运化水谷精微的输布，气血生成津液运行物质的代谢等功能是肝、脾、胃共同完成的。如果肝疏泄失常，就可能出现胃气不降的嗳气、脘痞、呕恶、纳减的肝胃不和的症状，还可见肝脾不和的便溏、腹满等症状，也可见胆汁郁遏的目黄、身黄、口苦、胁痛的黄疸症状。

3. 肝与妇人经事的关系　妇人以肝为先天，肝主藏血，肝与冲任两脉有内在关系，冲主血海，任主胞胎，肝的疏泄可直接影响经血的运行，经云："妇人之生，有余于气，不足于血。"如果肝气郁结则气滞，气滞则血络不利，出现痛经、乳胀；疏泄失调，则见经期参差；气逆则血乱，可见崩漏、吐衄；气虚血亏，则经闭经少。总之，妇科疾患无不与肝有关。

（三）其他方面

1. 肝有曲直刚柔之性，肝属木，像松柏之挺拔，杨柳之垂柔，木有生长活动曲直刚柔的双重性，故为木喜条达。

2. 肝为刚脏又称为将军之官，是指肝有刚愎自用勇猛顽强之意，形容其刚劲。肝为罢极之本，是指肝又存在引起疲劳、痿弱的因素，形容其柔弱；肝主筋，其华在爪。筋是韧性组织司肢节骨肉之运动，偏于刚则痉挛拘急、抽搐震颤，偏于柔则懈怠痿软、麻木不仁。

3. 肝藏血，经曰："肝受血而能视，足受血而能步，掌受血而能握，指受血而能摄。"皆是肝脏调节血液的作用。

二、古代医家对肝郁证的认识

《素问·六元正纪大论》："木郁之发……故民病胃脘当心而痛，上支两胁，膈咽不通，食饮不下，甚则耳鸣眩转，目不识人，善暴僵仆。"《灵枢·本神篇》曰："忧愁者，气闭塞而不行。"又《举痛论》云："思则气结。"是以忧郁思虑太过，能影响脾胃的消化力。

《灵枢·本神篇》云："肝悲哀动，中则伤魂。"又云："随神往来谓之魂。"说明肝与精神活动的关系密切。郁结不开，气机遏郁，肝木不能随其条达之性，则肝气郁而致病。《医经溯洄集·五郁论》中说："凡病之起也，多由乎郁，郁者，滞而不通之意。"以及《丹溪心法·六郁》提出："气血冲和，万病不生，一有怫郁，诸病生焉，故人身诸病多生于郁。"《证治汇补·郁证》中说："郁病虽多，皆因气不周流，法当顺气为先。"故疏通气机为郁证总的治则，再根据其虚实证型治之。《医方论·越菊丸》中说："凡郁病必先气病，气得疏通，郁于何有？"因此早期疏通气机，对于防止病情变化发展转为他病，具有重要意义。

三、肝郁自病和累及他脏的辨证

辨证：肝气肆横，不独本经自病，且能累及他脏，出现侮土、乘胃、冲心、犯脾等症，临床必须加以区别。

1. 肝气自郁：主证胸满，两胁胀痛，经常抑郁不乐，有时少腹作痛。在女子则见月经不调，一般多见于后期或闭经。

2. 肝木乘土：主证脘腹胀痛，纳呆食少，神疲肢软无力，呕逆吞酸，嗳气频作。

3. 肝气上犯心肺：证见犯肺则气逆作咳，胸膈胀痛。冲心则气厥剧痛，因为心主血脉，脉宜通。肝气郁滞亦可间接地引起心脉不通，心络瘀阻，因肝气郁滞而导致或诱发心绞痛。

4. 肝郁阻滞，肾的气化受损：肾藏精气司开合，为调节排泄水液、维持水液平衡的主要脏器。开合的功能，有赖于肾的气化。肾的气化亦与肝的疏泄功能有关。《格致余论·阳有余阴不足论》："主闭藏者肾，司疏泄者肝也。"肝气郁滞，影响肾之封藏。在妇女则月经异常，男子见遗泄。

5. 肝郁化火上攻及头：肝气通于目，目为肝之窍，肝和则目能辨五色，肝失疏泄，肝滞亦可导致视力或辨色力的骤变。心肝气郁，肝气上逆，出现气厥之证，可见目珠浮动，肝郁及头（面目耳巅顶）。《素问·藏气法时论》："肝病者……耳无所闻，……气逆则头痛，耳聋不聪。"《素问·风论》："诊在目下，其色青。"肝气郁滞的重证患者，亦有出现妇女肝郁，有呈头痛巅顶、痛胀，甚则不任按，项脉不利，脊强掣痛等督脉症状。从经络联系来解释，足厥阴肝与督脉会于巅，故见上述症状。

四、郁证分型

中医内科医学根据总发病情的时间长短、体质强弱等因素分为两大类型——实证、虚证，我们把实证分为肝气郁结、气郁化火、气滞痰阻型，虚证分为忧郁伤神、心脾两虚、阴虚火旺型。

（一）实证

（1）肝气郁结型：治则为疏肝理气解郁，方药选柴胡疏肝散加减。

（2）气郁化火型：治则为清肝泻火解郁和胃，方药用丹栀逍遥散合左金丸治之。

（3）气滞痰阻型：治则化痰理气解郁，方药用半夏厚朴汤加减。

（二）虚证

（1）忧郁伤神型：治则养心安神，用甘麦大枣汤主之。

（2）心脾两虚型：健脾养心，益气补血为其治则，方药归脾汤主之。

（3）阴虚火旺型：治则为滋阴清肝，镇心安神，方药为滋水清肝饮加减。

五、病例分析

（一）肝胃不和

此型在临床中最为常见，仅举一例。

张××：女，27岁。

主诉：脘腹胀满，饮食量少，半年余。

现病史：半年前因情志抑郁而致胸脘胀满，善哭易怒，经治疗后有所好转。

现症：两胁胀痛，饮食量少，口气臭秽，嗳腐吞酸，口干欲饮，善哭易怒，脉细弦略数，舌苔薄黄而干。

辨证：肝郁化火，肝火犯胃，导致肝胃不和。

处方：柴胡疏肝散合保和丸加减。

柴胡6g，杭芍15g，陈皮10g，川芎10g，香附10g，郁金10g，山楂10g，神曲20g，茯苓15g，半夏10g，莱菔子10g，三剂痊愈。

（二）气滞痰阻型

张艳霞，女性，73岁，天大五村41楼201号，1981年5月25日初诊。

症见咽喉不利，如有物阻塞而干燥，口苦，饮食量少，脘胀隐痛，呕吐，呃逆泛酸，烦躁易怒，口苦咽干，舌红少津，脉弦细有力。

辨证：患者平素情志不畅，肝气郁滞，痰气交阻，结于咽喉，故饮食量少。呕吐兼咽喉不利如有物阻塞，呃逆泛酸为肝气上逆症；烦躁易怒，口苦咽干，为肝郁舌脉，均为气滞痰阻之象。

处方：保和丸合金铃子散加减。

神曲 10g、山楂 10g、茯苓 15g、半夏 15g、陈皮 10g、莱菔子 10g、川楝子 10g、元胡 10g、鲜芦根 3g、杭芍 15g、甘草 6g，三剂。

二诊：服药后症状好转，因停药 3 天，症有反复，不欲饮食，头晕有痰，色黄，舌淡红，苔白少津，脉弦滑，血压 130/80mmHg。

原方去甘草，加益元散 10g、栝楼 15g，三剂。

按：本症虽为肝郁所致，但考虑其年老体弱，肝气横逆犯脾胃为主，使脾胃运化功能失职，水津不布，聚而生痰，痰随气上窜，故见咽喉不利等症。用保和丸健脾胃祛痰滞，金铃子散疏肝降逆止痛，和胃降逆。二诊加栝楼，以宽胸散结化痰利咽喉为对症治疗，服五剂后，病情痊愈。

（三）肝郁致经闭

王会君，女，23 岁，工人，1985 年 5 月 19 日初诊。

主诉：经闭两月。

现病史：近 3 年来，因情志不畅月经不调，周期错后，冬季 1 个月余 1 次，夏季 2～3 个月 1 次，量少色紫黑，行经时腹痛，有腹胀腹坠感，末次月经3月11日来潮。

现症：两胁胀，腰酸，性情急躁，两乳房胀痛，善太息，二便饮食正常，舌红苔薄白而干，脉沉弦。

辨证：肝气郁滞，气机不畅，气滞血瘀，肝络失和而致胁痛胀满，乳房胀痛，经闭等症。

处方：逍遥散加减。

赤芍 10g，当归 15g，柴胡 6g，茯苓 15g，白术 10g，甘草 6g，生姜 2 片，薄荷 6g，丹皮 10g，栀子 6g，香附 10g，郁金 10g，益母草 20g。3 剂。

二、三诊情况为服药后症状减轻，原方继服 6 剂。

四诊：月经于 6 月 1 日来潮，量多色正常，无血块、腹痛、腰痛等症状，舌淡红，苔白略厚，脉弦滑。

处方：熟地 20g，当归 12g，川芎 10g，白芍 10g，香附 10g，乌药 10g，寄生 10g，川断 10g，神曲 10g，甘草 6g。5 剂，痊愈。

按：逍遥散出自《太平惠民和剂局方》，其功效为疏肝解郁，健脾养血，主治肝郁血虚，脾土不和的证候。肝郁之胁痛，乳胀口燥咽干；肝郁血虚则月经不调，性情急躁，方用柴胡、郁金、香附疏肝解郁，当归、赤芍养血活血补血，配用入脾之茯苓、白术为辅以达补中理脾之用，加入少许薄荷、生姜助柴胡、郁金、香附，疏散条达，益母草用以补血活血以养肝。后二、三诊时肝郁证显减，说明病因祛除则病已向愈。续服原方，四诊时月经已来潮，故用四物汤补血调血，香附、乌药行气止痛，寄生、川断补肝肾，养血通脉，神曲、甘草健脾胃调和诸药，则病自向愈。

第二节　单味斑蝥治疗斑秃58例

摘要：目的：观察斑蝥治疗斑秃的疗效。方法：观察门诊患者58例。在50～100ml 75%乙醇中放入5～10个斑蝥，浸泡7天后外擦患处，并配合梅花针进行治疗。结果：显效20例，有效35例，总有效率94.82%。结论：单味斑蝥治疗斑秃有一定疗效。

关键词：斑蝥；斑秃；梅花针；临床观察

中图分类号：R282.740.7　文献识别码：B　文章编号：1002－2392（2003）01－0058－01

斑秃又名"鬼剃头"，是临床常见突发的局限性脱发，该处皮肤正常，无自觉症状。近年来，笔者在临床上用单味斑蝥治疗斑秃58例，临床效果较好，现总结报道如下。

一、临床资料

本组病例均为门诊病例，随机抽取 58 例观察者。其中男 12 例，女 46 例；年龄最大 54 岁，最小 15 岁，以 30 ~ 45 岁女性患者居多。

二、治疗方法

选用 5 ~ 10 个斑蝥放到 75% 乙醇 50 ~ 100ml 中，封闭浸泡 7 天，再根据患病的时间长短配合梅花针治疗，发病 1 周以内者，只单用斑蝥液涂抹患处，每日涂药 1 次，待药液干后，用干棉球揉搓患处，令患处潮红发热为止；发病 2 周以上者，用梅花针轻轻叩打局部，使局部出现小的渗血点，用干棉球擦去血渍后，涂上斑蝥药液，每日早晚各 1 次，1 个月为 1 疗程。

三、治疗结果

1. 疗效判定标准 根据患者局部毛发生长的情况统计，患者于用药 4 周后，患处有毛发萌出为显效；用药 6 周后，患处有毛发萌出为有效；用药 2 个疗程后，未见毛发萌出为无效。

2. 治疗结果 显效 20 例，占 34.48%；有效 35 例，占 60.34%；无效 3 例，占 5.18%；总有效率 94.82%。

四、病案举例

例 1：肖某某，女，15 岁，学生，因车祸后头部受伤，但头皮未见外伤，1 周后在其左枕部出现 1 个 4cm^2 大小的斑秃，局部无任何感觉，遂于患处涂斑蝥液，每日 2 次。涂药 2 周后，局部皮肤出现潮红，扪之有鸡皮感，患处无肿胀、疼痛等自觉症状。用放大镜观察，局部毛孔已有细小的毛发萌出，1 个月后新发已与原发融为一体。

例 2：李某某，男，36 岁，药剂师，患者晨起后，家人发现其头顶右侧和左枕部各有一处头发脱落，面积约 6cm^2 和 2cm^2 大小，因其相信"鬼剃头"可自愈，当时没有应诊。2 个月后患处没有长新发，故前来应诊。当时给予局部消毒后，用梅花针轻轻叩打患处，出现潮红后用棉球将药涂于患处，6 周后开始陆续长出新发。

五、体会

临床所见的患者中，女性约占 80%，多数为 40 岁左右，其情绪不畅为主要诱因；病程的长短与治疗效果有直接关系，治疗越早，则疗效就越佳，没有年龄和性别的差异。

据《本经》记载：斑蝥有攻毒蚀疮、破血散结之功，用于痈疽、顽癣、瘰疬、狂犬咬伤等。笔者应用单味斑蝥治疗斑秃，取得较好效果，且未见毒副作用的案例，供同道参考。

——摘自《中医药学报》，2003 年第 31 卷第 1 期第 58 页

第三节　补阳还五汤新用

补阳还五汤载于王清任《医林改错》，其方具有补气治血通络的功效，临床多用于治疗半身不遂，口眼歪斜，口角流涎，语言不利，大便干燥，小便频数或遗尿不禁等症。近年来补阳还五汤的临床应用范围不断扩大，现概述如下。

一、冠心病

冠心病属中医胸痹范畴，多由胸阳不振或痰湿闭阻致心脉瘀阻，属正虚邪实之证。有人用补阳还五汤治疗冠心病 70 例，A 组在服补阳还五汤固定方的同时配合口服西药，B 组单服西药，两组西药相同，A 组缓解心绞痛效果明显优于 B 组。

二、糖尿病合并周围神经炎

糖尿病如服药不规则及饮食未加控制，则易出现合并症。有人用补阳还五汤治疗糖尿病合并周围神经

炎，见双下肢麻木、疼痛、步履艰难等症，方用黄芪30g，赤芍、地龙、牛膝各15g，红花、全蝎各6g，白花蛇1条，归、参、桃仁各10g，配降血糖之西药。经调治月余，患者双下肢麻木、疼痛基本消除，行动自如。

三、发作性睡病

用本方治疗发作性睡病，其诊断均符合发作性睡病的临床特点，与中医多寐证不同。多寐证多因痰湿困阻或阳气虚弱而致，而本病发病则因气虚血滞，故选用补阳还五汤，重用黄芪10g，加菖蒲开心窍，补五脏振奋精神。远志振心阳而益智慧，赤芍、川芎、当归、桃仁等均化滞活血，从而达到气旺血行、祛瘀扶正之功，精神内守则嗜睡病除矣。

四、坐骨神经痛

坐骨神经痛属中医痹症范畴，有用补阳还五汤加减治疗此病者，处方用黄芪、地龙各15g，当归、赤芍、川芎、桃仁、防己各10g，牛膝12g，白花蛇1条，服6剂后疼痛明显减轻，调制半月病愈。

五、顽固性荨麻疹

用本方治疗顽固性荨麻疹15例均属发病时间较

长，且多方治疗不愈，导致气虚血瘀，故以补阳还五汤补气活血通络，方用黄芪补气固表，配合当归、赤芍、川芎、桃仁、红花活血化瘀，地龙、白鲜皮、地肤子通络，药证相合效果佳。

六、淋证

石淋一证，多因湿热蕴结下焦，煎熬尿液而成砂。淋证之治古有忌补之说，有用本方治淋病多年，除淋痛较著外，更具精神萎靡，少气乏力，汗出肢软，面色㿠白，舌淡齿痕，脉沉细无力等一派气虚之兆，未拘泥于忌补之训，重用黄芪 120g 为主补气，使元气旺盛，气机畅通，辅以通淋排石之海金砂、鸡内金、石韦等，通淋排石，佐以活血化瘀之药以助气血通畅，石淋清除。

七、痛经

用补阳还五汤治疗痛经，以黄芪为主，甘温益气，配合养血治血诸药，补血治血，通调冲任，加入桂枝意在温通经脉，牛膝引血下行，乌药与香附、元胡行气止痛。诸药合用，切中病机，故获显效。

八、前列腺肥大症

前列腺肥大症属中医癃闭范畴，其主要病机是年老体弱，正气亏虚，气机不畅，瘀浊阻滞，阻塞于膀胱尿道之间，而致排尿困难，滴沥不尽。甚则闭塞不通，小腹胀满疼痛为虚实相间症，治宜补气活血、化瘀通络。

九、阳痿

有因工作不慎外阴被铁条击伤两月，尔后出现阳痿者。中医皆认为属肾虚，疗效不显，改为气虚血瘀而致阳痿辨证后，用补阳还五汤使气足瘀祛，宗筋得养，阳痿自愈。

——摘自《中医杂志》1997 年第 38 卷增刊第 543 页

第四节　耳压疗法治疗颈椎病

关键词：颈椎病；针灸；耳穴按压

中图分类号：R246.6　文献标识码：B　文章编号：1005－7145（2003）03－0042－01

笔者对 60 例颈椎病患者进行耳穴压药治疗，与采用药物离子透入方法治疗进行对比观察，现总结如下。

一、临床资料

治疗组：男 34 例，女 26 例，年龄最大 67 岁，最小 19 岁。对照组：男 23 例，女 37 例，年龄最大 70

岁，最小 21 岁，两组病例均为门诊收治的病人。

二、治疗方法

对应诊患者逐一登记，经 X 线诊断，或 CT、MRI 确诊为颈椎病后，随机分成治疗组和对照组。

1. 耳压治疗组　耳穴压药取穴：神门、交感、颈椎、皮质下、眼等，如兼有其他疾病配加其他穴。肥胖者加内分泌、胃穴等，兼高血压加降压沟，兼心脏病加心穴等。方法：将王不留行药籽 1 粒固定于 $0.5 cm^2$ 胶布上，贴于耳穴上，稍加按压，每个穴按压 $1 \sim 3 min$，4 次/天，3 天换药 1 次，每次贴 1 耳，双耳交替，10 次为 1 个疗程。如症状发作频繁者，随时按压穴位，以加强疗效。

2. 对照组　用药物离子透入：选用药物骨质宁擦剂涂于患处，用离子透入机的铅版套隔棉垫，加湿后放在患处，20min/次，电流调节以患者能耐受为度，每 3 天离子透入 1 次，10 次 1 个疗程。

三、治疗结果

疗效标准为显效：经治疗症状消失者；有效：症状减轻者；无效：经治疗症状没有改变。

经过 3 个疗程的观察记录后，经统计学分析结果如下。

耳压治疗组：60 例中，显效者为 32 例，有效 24 例，无效 4 例，总有效率为 93.3%。对照组：60 例中，显效 24 例，有效 30 例，无效 6 例，总有效率 90%。耳压治疗组有效率略高于对照组，经统计学处理 $P > 0.05$，说明两组治疗无明显差别。

四、典型病例

例1：姜某，女，19 岁，高三学生。就诊近半年来因学习紧张而出现头痛，头晕，颈部疼痛，眼部不适，看书时间稍长则恶心呕吐，曾到脑系科做全面检查无器质病变，仅 X 线提示颈椎生理曲度强直，服用"西比灵""眩晕停"等药，疗效不明显。该患者面临高考，经常因本病不能看书倍感痛苦。患者就诊时，根据其症状选用耳穴神门、交感、颈椎、皮质下、眼穴等穴位，每 3 天换药 1 次，嘱其 4 次/天按压穴位，经 1 个疗程治疗后，症状基本消失。为巩固疗效又连续治疗 1 个疗程，未有复发。

例2：杨某，男，42 岁，教师。患者有颈椎病史多年，经常颈部疼痛、沉重，靠转摇头部以缓解症状，采用多种疗法治疗，效果都不理想。经用本法治疗 6 次后，症状全部消失，已能正常授课，随访 3 年无复发。

五、体会

耳压法治疗颈椎病操作简便，无毒副作用，疗效较高，而药物离子透入虽与本疗法的疗效无明显差异，但药物透入治疗时受时间、个人体质（皮肤耐受性）局限，服药、牵引等手段易产生依赖性及副作用，有的患者因长期服药而诱发胃溃疡、胃穿孔等。耳穴压药疗法，治疗 2～3 次后就可以出现疗效，尤以经常按压穴位者、年纪轻者疗效最佳，没有性别差异。

神门穴有安神镇痛，调节大脑皮层的作用，对患者出现烦躁不安等症进行针对性治疗，实为治本之穴；颈椎穴为对症取穴，可缓解颈部酸痛，改善手臂麻木、冰冷等症状，属治标之举；交感穴有调节交感神经系统功能，选本穴为治疗颈痛、眼痛等症；眼穴可使患者感觉眼睛明亮、精神倍增，帮助患者消除精神紧张，使其视物清晰、反应敏捷；皮质下穴的选用，有益脑安神的作用，可消除疲劳、使之睡眠安稳。诸穴合用，共同完成活血止痛、宁心安神的功能。

——摘自《天津中医学院学报》2003 年第 22 卷第 3 期第 42 页

第二章

论著篇

第五节　针灸治疗单纯性肥胖疗效观察

笔者采用针刺脐周八穴的方法治疗单纯性肥胖，取得满意疗效，现总结如下。

一、临床资料

共收治病人 200 例，均为门诊患者，所有病例均为体重超出标准 20% 以上，以肥胖为主要症状。可带有代谢方面的障碍，无明显神经、内分泌方面的异常表现；随机分成观察组与对照组各 100 例，观察组中男性 29 例，女性 71 例，平均年龄在 30 岁，病程最短 2 年，最长 18 年；对照组中男性 40 例，女性 60 例，平均年龄 35 岁，病程最短 1 年，最长 20 年。

二、治疗方法

（1）观察组：取腹部脐周八穴，任脉的水分、阴交，足阳明胃经滑肉门、天枢、外陵等穴双侧，共为八穴。在严格的消毒下，用 3 寸毫针，右手持针，快速直刺上述八穴，进针 1 寸后，采用大幅度的提插捻转，得气后留针 30 分钟。每日 1 次，10 次为一个疗程。针刺之前测量体重、四肢及腰围、胸围、腹围的尺寸记录在案，同时配以耳穴埋药，取穴与对照组同。

（2）对照组：对照组患者每周 2 次耳穴埋药，取王不留行药籽一粒，放在 0.5cm×0.5cm 胶布中央，然后固定在耳穴上。取耳穴：神门、交感、胃、大肠、内分泌、肺、三焦等穴，每次必选胃、交感两穴，每次贴一耳，两耳交替贴压，嘱患者每顿饭前或饥饿时按压耳穴 10 分钟，用以抑制食欲，每 10 次 1 个疗程。

三、疗效观察

（1）疗效标准：参照第三届全国肥胖病研究学术会议制定的单纯性肥胖疗效标准。治愈：经治疗达到标准体重；显效：体重下降 10kg 以上；好转：体重下降 5kg 以上；无效：体重下降低于 3kg 以下者。

（2）治疗效果：观察组与对照组痊愈、显效、好转、无效例数分别为 84、63 例，10、14 例，3、9 例，3、14 例，总有效率分别为 93%、86%。观察组与对照组总有效率经统计学处理有显著差异（$x^2 = 7.86$，$P < 0.01$），说明观察组有效率高于对照组。观察组与对照组治愈例数比较，观察组疗效短、见效快。

四、典型病例

例 1：张某某，男，37 岁，服装个体户，1998 年 7 月 15 日初诊，身高 180cm，腹围 115cm，体重 102kg，伴有气短，动则出汗、嗜睡、贪食、口渴引饮、便秘尿少。血脂偏高，血糖正常，舌红苔黄，脉滑数。诊断：单纯性肥胖。治疗取脐周八穴，用 3 寸毫针，直刺 1.5 寸，大幅提插，得气后仍施手法 1 分钟，留针 30 分钟，在留针 10 分钟时患者诉腹部有如剧烈运动后的酸重感，且腹部向内收缩，呼吸畅快；连续治疗 30 次，体重减轻至 75kg，半年后随访未见体重反弹。

例 2：辛某某，女，33 岁，银行职员，1998 年 12 月 10 日来就诊，该患者身高 162cm，当时测体重为 80kg，肥胖史达 20 年之久，患者表现为嗜睡、饮食量多、血压偏高、月经量少、短气乏累、动则汗出、血脂高。腹部 B 超提示：脂肪肝。患者经人介绍前来就诊，经 40 次针灸治疗，体重下降至 55kg，月经恢复正常。脂肪肝消失，全身症状消失。2 年后随访无反弹。

五、讨论

单纯性肥胖是指摄入热量多，不消耗，而以脂肪形式储存于体内，以肥胖为主要临床症状，可带有代谢方面的障碍，无明显神经、内分泌方面的异常表现。因为肥胖给患者带来许多痛苦和烦恼，许多患者采用多种减肥方法，如手术吸脂、服减肥食品、饮减肥茶、饥饿疗法等等，疗效均不明显，反弹比例大。有的患者反弹后体重超过减肥前的体重，致使其丧失了减肥的信心。而针灸减肥以其疗效高、作用持久、操作简便、经济安全、无毒副作用等优势，受到广大患者的欢迎。

据有关资料报道，针刺对神经系统有调整作用，能增强患者交感神经功能，抑制了副交感神经功能，干扰胃肠道食欲信号，使饥饿感减轻，食欲降低，体重下降，促进脂肪的分解，增加能量的消耗，抑制消化、吸收，抑制胃酸的分泌及结肠吸收，促进腹泻，达到减肥效果。可促进肾小管对钠离子的刺激，抑制钾离子的排出，达到调节水盐代谢的作用。笔者在临床中观察许多下肢浮肿的患者，经针刺后浮肿消失，体力增加。

在以往的教科书中，查阅脐周八穴的主要功能为调节水湿而治疗水肿、腹肿、便秘，并未提及可以减肥，也未见有人报道合用的功效，临床合用其功效远远超出它的功能。虽然观察组与对照组都有耳压，但针刺脐周八穴疗效优于对照组，所以此疗法在临床有推广价值，临床医生只要掌握手法得当，就可以将此法灵活运用，为广大肥胖患者带来福音，解除痛苦。

——本文曾发表在《中医杂志》2003，10（44）：201

第六节　自拟回阳脐疗贴的临床应用

脐疗是通过中药外敷脐部达到治疗目的的一种方法，笔者在工作中查阅了许多临床资料，发现脐疗是中医治疗多种疾病的有效方法之一，其治疗疾病的范围相当广泛，如贴肚脐治痔疮、胆结石、口疮等。它既方便患者治疗，又可减轻患者及家属的服药、煎药之苦。笔者根据资料调配出回阳脐疗贴，用于治疗多种疾病后，收到满意疗效，同时验证中医传统理论异病同治的作用，现总结如下。

一、临床资料

例1：男，72岁，因患脑梗死5年，糖尿病10多年，高血压10余年，现已卧床5年，近期症状加重，于2003年12月8日收入我院内科病房住院治疗。家属为增强治疗效果要求中医配合治疗，协助解决四肢冰冷拘挛问题，以便患者重新站立起来。接诊后患者四肢拘挛、僵硬，双下肢水肿，皮肤光亮，双足穿有三双袜子外罩一层塑料套，扪之四肢冰冷坚硬如石，下肢指凹征〔＋＋〕，舌质淡胖，苔白滑，脉沉细。患者述四肢冰冷、疼痛已达5年，生活不能自理，每到冬季则症状加重痛苦难挨，只有在三层棉被中度日，晚上还要加热水袋才能睡觉。笔者在用针灸治疗 5 天后，见患者四肢寒冷的症状改善不明显，遂采用回阳脐疗贴，2 天后患者家属发现患者夜间双足较前温暖，足心稍有汗出，晚上洗脚后患者不像以前那样让家人赶快为其穿上袜子。用回阳脐疗贴到第 3 贴，患者的双下肢浮肿消失，下至皮肤出现了皱褶，小腿肌肉柔软，伸缩自如，扪之四肢温度如常，现患者可在家人的搀扶下下地站立或慢行。

按：病例 1 原有高血压、脑梗死、糖尿病多年，加之服用大量降压、降糖、活血的中西药物，导致气血逆乱、真阳衰竭，所以用回阳脐疗贴后出现良好的疗效。

例 2：男，72 岁，因冠心病心率过缓于 2003 年 12 月被收入内科病房，为解决心动过缓请中医会诊。在患者叙述病史时提示除心悸、胸闷不适外，其夜尿频繁，每夜如厕可达 5～6 次，引起笔者注意。观其舌象为舌淡苔白，脉弦缓，证属心肾阳虚，给予回阳脐疗贴 2 天后，患者述夜尿减少到 1～2 次。由于睡眠好转，其心脏症状也相应地得到了控制。

按：病例 2 中虽因心动过缓请中医会诊，但综合其整体状态属于阳气衰微，故用回阳脐疗贴后心率及小便次数均恢复正常，取得满意的疗效。

例3：男，47岁，门诊患者，主因胃脘冷痛前来应诊。患者素有胃溃疡病十余年，今日胃痛加重、消瘦，曾到本市几家大医院就诊检查，经各种物理、病理检查后只提示"胃溃疡、十二指肠炎"，其他未见异常。接诊后通过询问病史得知，患者每天的生活没有规律，一日三餐饮食全在露天解决，且食无定时。验其舌脉见舌淡苔白，脉沉弦。笔者采用针灸加神灯治疗一疗程后（10次），症状时轻时重，加用回阳脐疗贴3贴后，胃痛再未复发。

按：病例3虽为青壮年，但因其常年在外风餐冷饮，导致了脾肾的真阳受损，出现了与其年龄不符的症状，选用本法治疗疗效显著。

例4：女，69岁，因全身动脉炎住进内科病房，请中医会诊解决口疮、便秘之苦。综其病史，患者在外院用大量激素、消炎药、清热解毒中药治疗，使患者的形体出现了激素性肥胖。当激素撤退后，身体出现了诸多的不适，如口疮、便秘、周身冷痛难忍，每晚彻夜难眠，查舌淡苔白中有花剥，脉沉细。患者述每日进食和大便时如过"鬼门关"，痛苦异常，细问得知其口淡无味，虽有口疮却喜热饮，肛门每因排便疼痛，但不觉灼热；大便虽费力，却稀软、溏薄，且无甚气味；予回阳脐疗贴 5 贴后，口疮消退，大便自行排泄，周身冷痛消失，舌苔脉象亦恢复正常之状。

按：病例 4 因其服用大量激素、消炎药、清热解毒中药，虽然出现口疮、便秘、舌苔花剥等一排假热征象，但究其病史、脉象、舌质、全身冷痛的症状，可以分析出其病因为虚阳浮越，上热下寒，所以用本方法治疗后疗效满意。

例 5：男，47 岁，因心动过缓（40 次/分）急作，由 120 急救车送入本院。入院后经西医系统治疗 1 周后效果不明显，随请中医会诊。见患者胸闷、憋气、畏寒肢冷、口唇青紫、舌苔白滑、脉沉迟，给予回阳脐疗贴 1 贴后，四肢转温，诸症减轻；2 贴后心率恢复正常。患者以往每到冬季本症则复发，最严重时一冬天的任何治疗方法，心率都难以恢复正常，只能卧床休息。而本次住院的治疗与前几次用药几乎相同，加用回阳脐疗贴后效果却大不相同，目前患者已痊愈出院。

按：病例 5 患者一派心肾阳虚之状，所以用回阳脐疗贴实属正当防卫，所以效如桴鼓。

例 6：女，36 岁，门诊患者，主因发热、恶寒、无汗、咳嗽 1 周，经口服辛温解表剂 3 天之后，诸症消退，但患者由于是汽车修理工，经常钻到汽车底下修理汽车，四肢及腰腿寒冷多年，无论冬、夏从无汗出。观其舌脉见舌淡苔白滑，脉沉细，用回阳脐疗贴5贴后，四肢已转温暖，腰腿寒冷消失，晚上用热水洗脚后，腰及小腿微有汗出，患者对本疗法的效果非常满意。

按：病例6属长期受寒伤及肾阳，乃至四肢及腰部寒冷，用回阳脐疗贴后效果明显。

二、讨论

综上所述6病例我们看到，几个病例临床上所涉及的病种属风马牛不相及，如高血压、糖尿病、心动过缓、口疮、便秘、腰腿痛、前列腺增生、眩晕、胃十二指肠溃疡、冠心病、脑及心肌梗死等。在常理之下让人费解，病例1中如果只考虑其高血压问题，而不考虑整体状态，附子、细辛之类的药物万不敢选用；病例2中在纠正其心率问题时，附带将其前列腺之病治疗，看似偶尔实为必然趋势；病例4病人便秘与口疮同时存在，给人一种实热内存之假象，如果稍有犹豫误用清热之法，则可导致不堪设想的后果。因为患者属久病在身，全身多脏器受损，其体质非常虚弱，经不起治疗过程中的任何偏差，所以要求医生诊治时，既要心细又要临危不乱，综观全局选择出合理的治疗方法，才能使患者少受痛苦，转危为安。

由此体会到中医学宝库中的异病同治的精髓所在，虽然治疗的病种千变万化，但万变不离其宗，只要辨证准确、用药得当，就可以取得满意疗效。

1. 回阳脐疗贴的药物组成

附子、细辛研磨成细末配以适量的赋形剂，做成膏状放入瓶中密封待用。

2. 回阳脐疗贴的方义分析

（1）附子其性辛、热、有毒，归心、脾、肾经，功效回阳救逆，补火助阳，散寒止痛；用于亡阳证、阳虚证、痹痛证等。附子能温一身之阳，凡阳虚者均可应用。《本草汇言》：附子，回阳气，散阴寒，逐冷痛，通关节之猛药也。诸病真阳不足，虚火上升，咽喉不利，饮食不入，服寒药愈甚者，附子乃命门主药，能入其窟穴而招之，引火归元，则浮游之火自熄矣。凡属阳虚阴极之候肺肾无热证者，服之有起死回生之殊功。

（2）细辛其性辛、温，归肺肾经，功效为祛风，散寒止痛，温肺化饮，宣通鼻窍；用于各种疼痛、外感风寒表证，寒饮伏肺，鼻渊等。细辛研末敷脐外，用治口舌生疮。《本草正义》：细辛，芳香最烈，故善开结气、宣泄郁滞，而能上达巅顶，通利耳目；旁达百骸，无微不至；内之宣络脉而疏百节，外之行孔窍而直透肌肤。

（3）回阳脐疗贴的适应证：经临床验证可用于凡辨证属于阳气虚弱、真寒假热、上热下寒的一切疾病。在临床中，我们有目的地选择了高血压、糖尿病、心动过缓、口疮、便秘、腹泻、腰腿痛、痛经、前列腺增生、眩晕、胃溃疡、冠心病、心肌梗死等作为临床观察对象，收到了满意疗效。

3. 脐疗的理论依据

（1）中医学认为脐中又名神阙穴，别名气舍，禁针，可灸，主治虚脱、四肢逆冷、腹痛、腹泻、痢疾脱肛等症。《医学源始》云："人之始生，生于脐与命门，故为十二经脉始生，五脏六腑之形成故也。"《难经·二十七难》云："冲脉者，起于气冲，并足阳明之经，夹脐上行，至胸中而散之。"说明脐部（神阙穴）是十二经脉的根基，是生命的起源，与五脏六腑、四肢百骸、十四经脉、机体有着密切的联系。

（2）现代医学认为脐在胚胎发育中为腹壁最后闭合处，其表皮角质层最薄，屏障作用最差，而且脐下无脂肪组织，皮肤筋膜和腹壁直接相连，故渗透作用强。药物分子易透过脐间进入细胞间质，迅速弥散于血中，极少通过肝脏而免遭破坏，以达到治疗目的。

——本文曾发表在《中华中西医杂志》，2004，5（4）：347

第七节　针刺脐周八穴应用心得

笔者在临床中用脐周八穴治疗单纯性肥胖上千例，同时有针对性地选择糖尿病、高血压病、前列腺炎、月经不调、更年期综合征、小儿遗尿等疾病进行治疗观察，取得一定疗效，颇有体会。脐周八穴的治病机制与其特殊的生理位置有关，中医学认为脐——"神阙"穴，禁针，可灸，主治虚脱、四肢逆冷、腹痛、腹泻、痢疾、脱肛等症，脐周八穴所在经络为任脉与足阳明胃经。脐周八穴为脐周围的八个穴位，分别是任脉水分、阴交，足阳明胃经双侧的滑肉门、天枢、外陵。

一、针刺方法

1. 进针深度　脐周八穴的针刺深度，依病情和针刺方向而定，一般直刺 3.33～6.66cm，以得气为度，若斜刺则可略深，得气后根据治疗的需要，施以不同的补泻手法，以控制针感的强弱。

2. 针刺方向　控制针刺方向是取得针感的关键。

（1）垂直进针　笔者体会以单手快速垂直进针得气较快疼痛轻，患者易接受，多采用捻、转、提、插的手法，针尖穿过皮层之后用力稍缓，速度宜慢。

（2）斜刺进针　对腹壁较薄或针感不明显者采用斜刺的方法，因人而异，医、患仍采用互动式配合，让患者双手捧住腹部外侧辅以减轻震颤，以期迅速达到针感，得气后停止进针。

二、腧穴配伍

1. 辨证配穴　胃肠积热者见食欲亢进、口气臭秽、大便秘结，加水道穴，用泻法，促进排泄。痰湿壅盛者见嗜睡，身体困重，渴不欲饮，加阴陵泉、丰隆，平补平泻法，以达健脾利湿之效。肝阳上亢者见心烦易怒、目赤口苦、胁肋胀痛，加双侧太冲，用泻法，以达平肝潜阳之功。脾肾阳虚者加足三里双侧、关元穴，用补法，以健脾强肾。

2. 辨病配穴　单纯性肥胖用脐周八穴配中脘，用泻法，抑制亢进的食欲。糖尿病用脐周八穴配三阴交、阴陵泉，用平补平泻法。月经不调（闭经）实证取血海、三阴交，用泻法，虚证取关元、血海，用补法。高血压用脐周八穴配太冲、风池、百会、三阴交，用泻法达到平肝潜阳、引血下行之功。前列腺炎所致排尿不畅用脐周八穴配气海、关元等穴，虚证用补法，实证用泻法，达到利尿通淋的功效。

三、典型病例

病例 1：患者，女，25 岁，产后 2 年体重由原先的 47kg 增至 60kg，腰围由原先 60cm 增至 80cm。自觉行走路途稍长即感劳累，甚则气短、汗出、乏力。于 1997 年 2 月前来就诊，经针刺脐周八穴 30 次后体重降至 48kg，月经由原来量少恢复正常，针刺方法以平补平泻为主，加之适当控制饮食。现已停止治疗 7 年余，体重仍保持在 48 ~ 49kg。

病例 2：患者，女，56 岁，患糖尿病 2 年，服用降血糖药物后，空腹血糖仍为 8.9mmol/L，自觉口干欲饮，纳食量多，二便正常，身体偏胖。针刺 30 次后再测空腹血糖已降至 6.0mmol/L，自觉症状消失。体质量恢复正常，连续 2 年监测血糖均在正常范围。

病例 3：患者，女，38 岁，因情志不遂而致闭经半年，就诊时述小腹坠胀、刺痛伴有头晕、心烦易怒、口苦、乳房胀痛、血压偏高，体重激增。针刺脐周八穴用泻法，配以双侧血海、三阴交用平补平泻法，针刺 1 次后月经来潮，又连续治疗 10 次，月经周期恢复正常，体重也随之减轻 5kg。

四、体会

笔者在临床工作中，用脐周八穴治疗一系列疑难杂病得心应手。脐周八穴所在经络为任脉与足阳明胃经，教科书中写明其功能不外乎治疗水肿、腹胀、癥痕、便秘等。通过临床证实，脐周八穴配合应用功效远大于单方单穴的功效，对单纯性肥胖、糖尿病、闭经、更年期综合征等均有一定疗效。

——摘自《中国·天津第九届国际针灸学术交流会论文集》

第八节　舌针疗法简介

在传统中医理论的指导下结合西医学，除了用舌针治疗常见的中风后遗症的语言不利、口干舌燥等病外，还可根据患者的具体情况，采用舌针后配合中药散剂外敷、中成药含服、西药消炎药喷敷等方法，治疗急慢性咽炎、扁桃体炎、感冒初起的咽喉肿痛，疗效显著，现介绍如下。

（一）治疗方法

1. 取穴　大肠、小肠、肝、膀胱、胆、肾、脾、胃。

2. 取穴依据　急慢性咽炎、扁桃体炎、感冒初起的咽喉肿痛，其病因多属肺胃积热、痰火搏结、风热上扰咽喉所致，取上述穴位可泻其有余、补其不足。

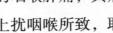

3. 操作方法 　用75%酒精棉签清洁舌根部，取消毒后的三棱针在选取的舌面穴位上快速点刺，见到出血点即可。同时嘱患者用力吸吮，尽量把舌面上出血点的血吐净，然后根据病情涂抹相应的中药散剂、中成药颗粒和滴丸，以及西药消炎药喷敷。

（二）治疗结果

1. 一般急性咽炎患者、扁桃体炎、感冒初期咽喉疼痛患者，经1～2次治疗可以好转或痊愈。

2. 慢性咽炎经3～5次治疗后，可以见到较好的疗效，经1个疗程舌针治疗后，可以控制复发频率或减轻发作程度。

3. 对突然喑哑的患者，经舌针治疗后，可以立刻改变发音效果。

（三）讨论

舌针治疗急慢性咽炎、扁桃体炎、感冒初期的咽喉肿痛、突发失音等，发病部位均定位于咽喉部，用任何治疗手段都不如舌针来得直接和迅速。本方法不经胃肠吸收和血液循环直达病所，再根据病种和患者的具体情况，采用外涂药物，效果较好。

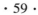

——摘自《中国民间疗法》2010年9月第18卷第9期

第三章　讲座篇

第一节　微针疗法配合中药在鼻炎中的应用

（健康大讲堂讲稿）

鼻炎属于中医鼻渊范畴，早在两千多年前的《素问·气厥》中就有这样的记载："鼻渊者，浊涕流不止也。"说明人们早就认识到鼻渊是以鼻流浊涕、量多不止为主要特征的鼻病。中医认为鼻为肺之外窍，肺开窍于鼻，肺气充沛则呼吸通利，鼻炎、鼻窦炎其病源在"肺"。由于邪热伏肺，肺热不出或风寒犯肺，导致"水湿"停滞鼻窍，造成鼻甲水肿、通气不畅，或鼻涕不断、喷嚏连连等症。中医理论认为鼻炎、过敏性鼻炎、鼻窦炎是肺部疾病的外在表现，临床诊断时应针对病因病机辨证论治，综合调理脏腑经络，从根本上治愈鼻炎、鼻窦炎，宣发肺气，益气健脾，化瘀通窍，有效地排除毒素及病菌，全面恢复肺脏功能，同时达到鼻腔通气、过滤、分泌的生理特性，提高人体自然免疫力，防治鼻炎、鼻窦炎复发的效果。本人在治疗本病时多采用在辨证基础上针药结合，即微针加中药，效果显著。

一、微针疗法

汲取中华传统针灸之精髓，集现代诸多优秀针法之所长，致力于探寻高效快捷而操作简单的针灸治病方法，系统地研究了针刺人体多个独立部位来治疗常见病，并取得了满意的临床疗效。

微针疗法是针灸疗法的重要组成部分，是选取人体某些相对独立的部位，如耳部、舌部、眼部、面部、脐部、头部、腕部及足部等部位脏象系统缩形或卦象部位，通过针刺疗法调节脏腑、经络的功能来治疗全身疾病的一种新的方法。

如鼻腔、鼻窦、鼻咽部的慢性炎症，可因炎性分泌物经后鼻孔倒流至咽部刺激咽部黏膜；慢性鼻炎、鼻中隔偏曲、慢性鼻窦炎、腺样体肥大、鼾症，或鼻腔鼻窦及鼻咽部占位性病变等疾病，由于影响鼻腔通气，造成长期张口呼吸，引起咽部黏膜长期过度干燥而导致慢性咽炎；慢性扁桃体炎的慢性炎症可直接蔓延至咽后壁，引起慢性咽炎；口腔炎症如果不能得到及时控制，随着炎症扩散也可导致慢性咽炎。

在治疗鼻炎时选用面针加舌针的方法。

针刺原理：中医理论认为舌部穴位划分，舌尖属心肺，舌中属脾胃，舌边尖属肝胆，舌根属肾、膀胱、大肠，因为脏腑经络的病变可以从舌反映出来，所以通过针刺舌上的穴位，可以治疗全身多种疾病。

面针取穴印堂、双迎香，有活血通窍作用。迎香穴：位于鼻之两旁、鼻唇沟中，是治鼻塞、不闻香臭之要穴；印堂穴可散鼻的局部郁热，以通鼻窍。

临床上急慢性鼻炎、鼻咽炎等，因为其发病部位均定位于中医的上焦部，用任何治疗手段都不如舌针来得直接和迅速，如口服药物或注射针剂治疗上述疾病，都要先经过消化系统或循环系统才能发挥作用。舌针疗法是不经胃肠吸收和血液循环而直达病所的治疗方法。

慢性鼻炎的中医病机无论是寒还是热，均可伤于皮毛，损于肺气，壅塞鼻窍。慢性肥厚性鼻炎系由肺气郁结，壅塞鼻窍，日久不散，致气血瘀滞、湿浊凝结而成。

二、鼻炎的辨证分型

1. 外感风寒的证候　　恶寒、无汗、鼻塞、鼻痒、流清涕多，伴有咳嗽、周身不适、舌淡、苔薄黄微腻、脉浮紧。

辨析：风寒束肺，肺津不布，则鼻痒、打喷嚏，邪壅鼻窍则鼻塞声重。风寒犯肺则咳嗽、痰稀、周身不适。舌脉属外感风寒象。

2. 外感风热的证候　鼻息气热，鼻塞，流浊涕。全身发热恶风，头痛微汗，咽痛，咳嗽痰稠，舌红苔薄白或薄黄，脉浮数。

辨析：外感风热或邪郁化热，上扰鼻窍，鼻息气热。风热犯肺，邪滞咽喉，故咳嗽咯痰，咽干咽痛，热扰头面，故头痛发热。苔脉属外感风热象。

3. 肺脾气虚，邪滞鼻窍的证候　鼻塞时轻时重或交替性鼻塞，侧卧上窍通，下窍塞，涕黏稀，鼻内肌膜肿胀色淡。肺气虚者，咳嗽痰稀，舌质淡红，苔白薄，脉缓。脾气虚者见纳呆便溏，舌质淡，苔白或稍厚。

辨析：肺脾气虚，鼻窍失于充营，寒湿浊邪滞留鼻窍，见下鼻甲肿大；气虚则遇冷重，遇热轻。阳气盛则症状轻，阴气盛则症状重，故鼻塞夜间较重。肺虚则不布津，肺气上逆则咳嗽；脾失运化则纳呆便溏。

4. 邪毒久留，气滞血瘀的证候　持续性鼻塞，嗅觉迟钝，鼻音重浊或兼有耳鸣重听，鼻内肌膜肿胀、硬实，下鼻甲呈桑葚样变。舌质暗红或有瘀点，脉弦细或涩。

辨析：邪毒久留鼻窍，阻于鼻窍脉络，呈持续性鼻塞；邪浊蒙蔽清窍，则耳鸣不适。舌、脉象皆为气血郁滞表现。

（1）外感风寒

生麻黄 9g，桂枝 6g，炙甘草 6g，杏仁 6g，生苡仁 18g，每日一剂。

（2）肺经热型

苍耳子 15g，辛夷 12g，黄芩 15g，菊花 15g，桑白皮 15g，栀子 8g，金银花 15g，浙贝 12g，赤芍 15g，路路通 12g，枸杞子 12g，天花粉 10g，桔梗 10g。

（3）气滞血瘀型

川芎 10g，红花 9g，白术 12g，云苓 15g，辛夷 10g，泽泻 15g，菊花 12g，薄荷 10g，黄芩 12g，地龙 12g，白芷 9g，桔梗 10g。

（4）肺脾虚弱型

桔梗 12g，辛夷 10g，白芷 10g，苍耳子 10g，山药 24g，藿香 10g，白术 15g，党参 15g，石菖蒲 9g，黄芪 24g，云苓 15g，薏苡仁 24g。

三、肺气虚寒，卫表不固

主证：阵发性鼻塞，鼻痒，喷嚏频频，清涕如水，嗅觉减退，早晚易发，畏风怕冷，遇风（寒）即作，容易感冒；气短懒言，语声低怯，自汗，面色苍白，咳嗽痰稀或咳喘无力。舌质淡，舌苔薄白，脉细虚弱。

治法：补益肺气，固表护卫，温肺散寒。

方药：偏于气虚选用玉屏风散加减：防风 10g、黄芪 30g、白术 15g。若鼻痒如蚁行，可酌加僵蚕、蝉蜕；若喷嚏、清涕、语声低怯者，可酌加人参、茯苓、山药；若腰膝酸软者，可酌加枸杞子、制首乌；若畏风怕冷、清涕如水者，可酌加桂枝、干姜、大枣等。

四、脾气虚弱，化生不足

主证：鼻塞鼻胀较重，鼻涕清稀，鼻塞不通，淋漓而下，嗅觉迟钝。鼻塞，鼻痒，清涕连连，喷嚏突发，面色萎黄无华，消瘦，食少纳呆，腹胀便溏，四肢倦怠乏力，少气懒言，舌淡胖，边有齿痕，苔薄白或腻，脉细弱无力。检查见下鼻甲肿大光滑，黏膜淡白，或灰白，有水样分泌物。小儿过敏性鼻炎，多表现肺脾气虚之证。

治法：益气健脾，温运中阳。

方药：可选用补中益气汤。

组成：黄芪 10g、人参 5g、白术 20g、甘草 10g、当归 12g、陈皮 10g、升麻 6g、柴胡 6g、生姜 5g、大枣 5 枚。若腹胀便溏、清涕如水、点滴而下者，可酌加山药、干姜、砂仁等；若畏风怕冷，遇寒则喷嚏频频者，可酌加防风、桂枝等；若四肢不温、畏寒腰痛者，可酌加肉桂、附子、枸杞子。

偏于脾胃虚寒亦可选用：理中汤或小建中汤加减。

理中汤：人参 5g，白术 20g，炙甘草 10g，干姜 10g。

小建中汤：饴糖 20g，桂枝 10g，白芍药 20g，生姜 10g，大枣 5 枚，炙甘草 10g，辛夷 10g，苍耳子 10g。

——摘自《中医健康大讲堂讲稿》

第二节　微针疗法在临床中的应用
（2014 年大讲堂执业药师培训讲稿）

微针疗法是针灸疗法的重要组成部分，是选取人体某些相对独立的部位，如耳部、舌部、眼部、脐部、头部及足部等部位脏象系统缩形或卦象部位，通过针刺疗法调节脏腑、经络的功能来治疗全身疾病的一种新的方法。

微针疗法得益于中国传统文化及医术，受传统文化"其大无外，其小无内"，"道生一、一生二、二生

三、三生万物"等思想的影响。中医学从一开始就比较重视"望、闻、问、切"等局部病理改变对全身状态的反应的思维方式，通过局部针刺来改变全身状况也是针灸学的一个重要分支。1973 年，张颖清教授发现穴位分布全息和生物全息律，使微针疗法增添现代新医学元素，而渐臻完善。本人在长期的针灸临床实践中，汲取中华传统针灸之精髓，集现代诸多优秀针法之所长，致力于探寻高效快捷而操作简单的针灸治病方法，系统地研究了针刺人体多个独立部位来治疗常见病，并取得了满意的临床疗效。尤以舌部、耳部、眼部、脐部、头部及足部微针疗法效果更为显著，具有"针而无痛，有应有效"的特点。现将本人关于微针疗法的粗浅认识和临床应用体验浅述如下。

一、舌针疗法

（一）舌针疗法简介

舌针疗法属于一种微针疗法，通过毫针刺激舌体上的特定穴位，达到防病治病的目的。正式提出舌针疗法起于现代，但是在舌上刺血或者针刺的历史源于《黄帝内经》。如《素问·刺疟篇》中说："十二疟者，其发各不同时，察其病形，以知其何脉之病也。先其发时如食顷而刺之，一刺则衰，二刺则知，三刺则已，不已刺舌下两脉出血。"继《黄帝内经》后，《针灸甲乙经》《千金要方》等古籍都对舌上刺血或者针刺作了不同的记载。20世纪70年代，在生物全息理论及微小针刺系统的影响下，舌针疗法步入发展的快车道，著名中医管正斋先生率先提出舌针疗法，称之为管氏舌针。继管氏舌针以后，又有孙介光、盛伟等学者先后提出不同的舌针穴位分布，为舌针疗法临床应用做出巨大贡献。

舌者心之苗，心为五脏六腑之大主，其气通于舌，其窍开于舌。而脾肺肝肾无不系根于心，手足阴阳无脉不通于舌。本人在中医理论和针灸理论指导下，结合现代解剖知识及生物全息论，将舌针的取穴法浓缩简化为"解剖相连，脏腑相关"。同时，有鉴于舌部不宜留针的局限，本人将放血疗法应用于舌针疗法中，总结出"宜快不宜慢，宜短不宜长，宜浅不宜深，散刺多出"的无痛、高效舌针疗法，并通过放血疗法引邪从上从舌而出，较普通的舌针疗法疗效显著提高。

（二）舌针疗法病例举隅

周庆主任在中医传统理论的指导下，在继承和发扬传统理论的基础上结合西医的诊断学，用舌针除了治疗常见的中风后遗症的语言不利、口干舌燥等病外，还把舌针的治疗功效和治疗病种逐步扩大，根据患者的具体情况，采用舌针后配合中药散剂外敷、中药穴位贴敷、中药汤剂等方法，能够使急慢性咽炎、扁桃体炎、感冒初起的咽喉肿痛、气管炎、哮喘、梅核气等病程缩短，其疗效非常显著，达到了价廉、效验的治疗目的。此治疗方法在临床上得到广大患者的普遍认可，适合在临床上推广运用。

舌针疗法是在舌体的一些特定穴位进行针刺，用于治疗全身多种疾病的一种方法。

（1）理论依据 舌为心之苗，脾之外候。按中医理论，舌尖属心，舌根属肾，舌左侧属肝，舌右侧属肺，舌中心属脾。脏腑经络的病变可以从舌反映出来，通过针刺舌上的穴位，可以治疗全身多种疾病。

（2）取穴依据 急慢性咽炎、扁桃体炎、感冒初起的咽喉肿痛、气管炎、哮喘、梅核气等病因多属肺胃积热、肝郁气滞、痰火裹结、上扰咽喉所致，通过针刺舌部特定穴位可泻其有余、补其不足。

（3）典型病例

病例1：李某，男，46岁，因饮酒过度突然失音一周，自服清咽滴丸等大量消炎药无效，经朋友介绍就诊，舌针一次后声音基本恢复正常。

病例2：吕某，女，29岁，该患者原有哮喘病史，每年冬季发作，因现正值哺乳期，不能随意用药，经人介绍就诊。本人对患者采用舌针加穴位敷贴，针后即见哮喘平息，效果显著。

病例3：葛某，男，56岁，因脑梗而致舌强语涩20余天，不伴肢体障碍，经二次舌针后，语速正常，发音清晰。

病例4：胡某某，女，50岁，因更年期综合征而致梅核气，自觉咽堵闷似有异物梗阻，经各项检查无器质性病变，舌针后诸症减轻。

病例5：修某某，男，39岁，因其体质较弱，每到季节交替时气管炎反复发作，缠绵难愈，患者非常苦恼。本次发病，经舌针配敷贴一周病愈。

病例6：刘某某，女，64岁，糖尿病史12年，自觉口干舌面干热，饮水不能缓解。经舌针后，口中有津液润泽，患者欣喜。

病例7：李某某，男，56岁，因长期咽部不适干咳无痰，原有肝硬化所以不敢轻易用药治疗。近两周来，发现干咳后有少量血丝吐出令其恐惧遂来就诊，仅用舌针6次后病愈。

病例8：谷某某是一位街道书记，在2011年参加建党90周年大唱红歌活动，因为苦练红歌而致声音嘶哑。经舌针刺治疗1次，当天圆满完成任务。

（三）效果分析

上述舌针治疗的病种——急慢性咽炎、扁桃体炎、感冒初期的咽喉肿痛、突发失音等，发病部位均定位于咽喉部，用任何治疗手段都不如舌针来得直接和迅速，如口服药物或注射针剂治疗上述疾病，都要先经过消化系统或循环系统才能发挥作用。本方法不经胃肠吸收和血液循环直达病所，再根据病种和患者的具体情况，采用外涂药物达到立竿见影的效果。

（四）辨证分型及便方

1. 外感风热型

（1）主症：咽痛不适，吞咽时疼痛加剧，咽痒咳嗽，或伴畏寒发热，头身疼痛，舌红苔薄黄，脉浮数。

（2）治法：疏风散热，宣肺利咽。

（3）选药：板蓝根颗粒、穿心莲片、冬凌草含片、健民咽喉片、西瓜霜。

2. 肺热炽盛型

（1）主症：咽喉疼痛，口干口苦，面红目赤，大便秘结，小便短黄，舌红，苔黄燥，脉滑数。

（2）治法：清热解毒，利咽止痛。

（3）选药：黄连上清丸、六神丸等。

3. 虚火上炎型

（1）主症：声音嘶哑，咽干口渴，腰膝酸软，头晕目眩，舌红苔少，脉细数。

（2）治法：滋阴降火。

（3）选药：知柏地黄丸等。

（4）慢性咽炎外感风热型如何确定（辨证要点）？

答案：除咽喉部不适之外还应兼有表证，如畏寒发热，头身疼痛，舌红苔薄黄，脉浮数。

小处方：金银花6g，黄芩6g，薄荷5g，穿心莲5g等。

（5）慢性咽炎肺热炽盛型如何确定（辨证要点）？

答案：除咽喉部不适之外还应兼有口干口苦，面红目赤，大便秘结，小便短黄，舌红，苔黄燥，脉滑数。

小处方：黄连3g，黄芩6g，薄荷5g，牛蒡子6g，番泻叶3g。

（6）慢性咽炎虚火上炎型如何确定（辨证要点）？

答案：除咽喉部不适之外还应兼有声音嘶哑，咽干口渴，腰膝酸软，头晕目眩，舌红苔少，脉细数。

小处方：知母10g，黄芩6g，麦冬10g，桔梗10g，胖大海2枚，薄荷5g。

理论依据：舌为心之苗，脾之外候。按中医理论，舌尖属心，舌根属肾，舌左侧属肝，舌右侧属肺，舌中心属脾。脏腑经络的病变可以从舌反映出来，通过针刺舌上的穴位，可以治疗全身多种疾病。

二、耳针疗法

耳针疗法属于一种微针疗法，通过针刺刺激耳郭及耳背上的特定穴位，以达到防病治病的目的。理论认为：耳郭形如"胚胎倒影"，并认为耳穴在耳郭上的分布有一定的规律，一般与头脑、面部相应的耳穴多分布在耳垂和对耳屏，与上肢相应的耳穴多分布在耳舟，与躯体和下肢相应的耳穴多分布在对耳轮体部和对耳轮上下脚，与腹腔脏器相应的耳穴多分布在耳甲艇，与胸腔脏器相应的耳穴多分布在耳甲腔，与消化道相应的耳穴多分布在耳轮脚周围，与耳鼻咽喉相应的耳穴多分布在耳屏四周。三十年来，本人采用耳穴沿皮透穴刺法，即利用毫针沿着皮下刺入，用一针贯穿两穴或某一穴区，治疗一些疼痛性疾病及肢体功能障碍等疾病，尤其是应用于耳郭的耳舟、对耳轮及其上下脚等部位，取得了见效迅速、治疗次数少、疗效巩固的满意效果。

（一）耳压、耳针疗法治疗病例

1. 耳压疗法治疗颈椎病

本人对 60 例颈椎病患者进行耳穴压药治疗，采用药物离子透入方法治疗，进行对比观察，现总结如下。

（1）临床资料

治疗组：男 34 例，女 26 例，年龄最大 67 岁，最小 19 岁。对照组：男 23 例，女 37 例，年龄最大 70 岁，最小 21 岁，两组病例均为门诊收治的病人。

（2）治疗方法

对应诊患者逐一登记，经 X 线诊断，或 CT、MRI 确诊为颈椎病后，随机分成治疗组和对照组。

耳压治疗组　耳穴压药取穴：神门、交感、颈椎、皮质下、眼等，如兼有其他疾病配加其他穴。肥胖者加内分泌、胃穴等，兼高血压加降压沟，兼心脏病加心穴等。方法：将王不留行药籽 1 粒固定于 $0.5cm^2$ 胶布上，贴于耳穴上，稍加按压，每个穴按压 1～3min，4 次/天，3 天换药 1 次，每次贴 1 耳，双耳交替，10 次为 1 个疗程。如症状发作频繁者，随时按压穴位，以加强疗效。

对照组　用药物离子透入：选用药物骨质宁擦剂涂于患处，用离子透入机的铅版套在隔棉垫，加湿后放在患处，20min/次，电流调节以患者能耐受为度，每 3 天离子透入 1 次，10 次 1 个疗程。

（3）治疗结果

疗效标准为显效：经治疗症状消失者。

有效：症状减轻者。

无效：经治疗症状没有改变。

经过3个疗程的观察记录后，经统计学分析结果如下。

耳压治疗组：60例中，显效者为32例，有效24例，无效4例，总有效率为93.3%。

对照组：60例中，显效24例，有效30例，无效6例，总有效率90%。耳压治疗组有效率略高于对照组，经统计学处理 $P > 0.05$，说明两组疗效无明显差别。

（4）典型病例

例1：姜某，女，19岁，高三学生。就诊近半年来因学习紧张而出现头痛、头晕、颈部疼痛，眼部不适，看书时间稍长则恶心呕吐，曾到脑系科做全面检查无器质病变，仅X线提示颈椎生理曲度强直，服用"西比灵""眩晕停"等药，疗效不明显。该患者面临高考，经常因本病不能看书倍感痛苦。患者就诊时，根据其症状选用耳穴神门、交感、颈椎、皮质下、眼穴等穴位，每3天换药1次，嘱其4次/天按压穴位，经1个疗程治疗后，症状基本消失。为巩固疗效又连续治疗1个疗程，5年来未有复发。

例2：杨某，男，42岁，教师。患者有颈椎病史多年，经常颈部疼痛、沉痛，靠转摇头部以缓解症状，采用多种治疗法治疗，效果都不理想。经用本法治疗6次后，症状全部消失，已能正常授课，随访3年无复发。

例3：李某，男，5岁，在幼儿园体检查出右眼弱视，家长带来询问有什么不用服药的治疗方法。我用耳压贴王不留行药籽的方法，经每周一次，每天按压穴位两次，双耳交替，经半年治疗，体检显示视力接近正常。

2. 耳针疗法治疗颈椎病及其他疾病

例1：耳针治疗颈椎病。患者为24岁女孩，经常伏案写稿件，所以常常感到脖子不舒服，严重时波及眼睛，头痛头晕。我采用耳针取颈椎穴，针刺一次症状明显减轻。

例2：耳针治疗麦粒肿病。陆某，一位朋友的3岁男孩，不爱吃蔬菜和水果，经常大便干燥，双眼交替起麦粒肿，严重时眼睑红肿伴随发烧。孩子不舒服到眼科就诊，医生只能采取手术切开引流的方法治疗，因为孩子小需要全身麻醉，家长恐其术后影响智力，又不忍麦粒肿之苦于是来就诊。我采用耳尖放血疗法3次，麦粒肿消失。

例3：我的学生的孩子两个月大，家长述那天孩子的父亲值夜班，把娘俩送到孩子奶奶家。奶奶家住城乡交界处，交通不便，换新环境加上长辈给孩子洗澡后没有护理好，所以导致孩子受凉，夜晚突然发烧39.3℃。没有备小儿退烧药，学生情急之下想起我们临床给小儿的退烧方法，拿起家中测血糖的采血针，在孩子两耳角孙穴各自放血两滴，孩子的体温很快退到正常，家长非常高兴。学生后来描述，因为孩子小，面对自己的孩子不敢下手，但结果还是比较满意。

3. 疗效分析

耳压、耳针耳穴放血等疗法治疗颈椎病、麦粒肿操作简便，无毒副作用，疗效较高，而药物离子透入虽与本疗法的疗效无明显差异，但药物透入治疗时受时间、个人体质（皮肤耐受性）局限，服药、牵引等手段易产生依赖性及副作用，有的患者因长期服药而诱发胃溃疡、胃穿孔等。

（1）按压所选穴位：神门穴有安神镇痛，调节大脑皮层的作用，对患者出现烦躁不安等症进行针对性治疗，实为治本之穴；交感穴有调节交感神经系统功能，选本穴为治疗颈痛、眼痛等症；眼穴可使患者感觉眼睛明亮、精神倍增，帮助患者消除精神紧张，使其视物清晰、反应敏捷；皮质下穴的选用，有益脑安神的作用，可消除疲劳，使之睡眠安稳。诸穴合用，共同完成活血止痛、宁心安神的功能。

（2）针刺颈椎穴为对症取穴，可缓解颈部疼痛，改善手臂麻木、冰冷等症状属治标之举，平时应注意劳逸结合，改变不良姿势。

（3）耳尖角孙穴点刺放血起到活血化瘀、消肿止痛的作用，在临床还经常用于小儿发烧不退、暴发火眼等，效果可靠。针具可使用我们在家中测血糖所用的一次性采血针。

本人曾在天津电视台《百医百顺》节目中给大家介绍过，在耳朵周围进行微针，可治疗小儿发烧、麦粒肿、暴发火眼，有很多观众反馈效果特别好。

三、面针疗法

面针疗法临床比较多用于面神经麻痹、脑血管意外中风导致的口眼歪斜等症。本人在临床用微针针刺面部特定穴位，治疗鼻炎、痤疮、呃逆等症，效果良好。

临床病例

1. 面针治疗鼻炎选穴——印堂、双侧迎香穴。

病例1：王某，男，13 岁，初一学生，因鼻炎每天大量擤鼻涕遭到同学讥笑，自己感到很苦恼。家长带其到耳鼻喉专科就诊，确诊为过敏性鼻炎。医生开具脱敏药影响听课，家长带其前来就诊，用微针 5 次后症状消失。

2. 面针治疗痤疮选穴——用微针点刺面部痤疮周边，可以留针 10 分钟。

病例 2：刘某，女，22 岁，学习很优秀，右侧面部生有痤疮，因毕业求职，希望面试形象完美。经询问病史，患者大学四年在上海生活，对那里冬季阴冷的气候不适应，仅在面部一侧生有痤疮，治疗上采用面针的同时，根据辨证加服中药祛湿健脾，痤疮和身体不适均消失。

3. 面针治疗呃逆选双侧攒竹穴、鱼腰穴。

病例 1：吴某某，男，21 岁，因呃逆就医，患者就诊时呃逆频作，声音响亮，查其舌红苔黄，口气浑浊。问其述大便三日未行，遂给予针刺双侧攒竹穴、鱼腰穴，强刺激留针 20 分钟呃逆即止，又开具清胃泄热汤药三副，未再复发。

病例 2：刘某某，男性，56 岁，就诊时因就餐时与人争吵，饭后即出现呃逆不止，严重时影响睡眠，经查排除脑血管意外因素，测血压 140/90mmHg，口气臭秽，大便干燥，经面针攒竹、鱼腰、人中强刺激后，针刺三次配以龙胆泻肝汤加减病除。

取穴治疗效果分析

1. 迎香　穴位在眼睛正视、眼珠中心点直下，在鼻孔两旁约五分（拇指二分之一宽）的笑纹中取穴。

主治：鼻塞、多涕、嗅觉减退、颜面神经麻痹。

2. 攒竹　该穴位于面部，当眉头陷中，眶上切迹处。取穴时应要求患者采用正坐或仰卧的姿势，攒竹穴位于人体的面部，眉毛内侧边缘凹陷处（当眉头陷中，眶上切迹处）即是。

主治：头痛，口眼歪斜，目视不明，流泪，目赤肿痛，眼睑瞤动，眉棱骨痛，眼睑下垂。

功效：针刺攒竹可使心率减慢，对于心烦气躁有一定疗效。

3. 鱼腰穴　在眉毛的中点即瞳孔直上的眉毛中，是每条眉毛的中点。

主治：目赤肿痛，眼睑下垂，眉棱骨痛。

功效：按揉鱼腰穴可以快速止呃逆。

4. 印堂穴　位于两眉头连线的中点。取穴时用左手拇、食两指将印堂穴局部皮肤捏起，右手持针快速由上向下（鼻尖）方向平刺 0.5 寸左右。

主治：头痛、眩晕、鼻衄、鼻渊、小儿惊风、失眠。

功效：安神定惊、醒脑开窍、宁心益智、疏风止痛、通经活络。揪印堂穴的方法不仅可以有效缓解鼻部干燥，而且可使鼻腔内的黏液分泌物减少。

5. 人中穴　位于鼻下、上嘴唇沟的上三分之一与下三分之二交界处，为急救昏厥要穴。

主治：癫痫、中风昏迷、小儿惊风、面肿、腰背强痛等症。

功效：救治中风、中暑、中毒、过敏，以及手术麻醉过程中出现的昏迷、呼吸停止、血压下降、休克等。

因为病例中呃逆的患者情绪不稳，取人中可以达到稳定情绪的作用，所以呃逆好转。

四、足针疗法

足针疗法，是在足部特定的刺激区运用针刺治病的一种方法。足针疗法在我国已有悠久的历史，早在《黄帝内经》的《灵枢·始终篇》便有记载："病在头者取之足。"后世《金针赋》也极力推崇"头有病而足取之"的施治方法。根据《灵枢·经脉篇》的记载，通过足部的足三阴经和足三阳经六条经脉，分布在踝关节以下的穴位达三十之多，而《类经·经络类》曾言："精藏于肾，肾通于脑，脑者阴也，髓者骨之充也，诸髓皆属于脑，故精成而脑髓生。"而肾气原穴的流注部位太溪就在足部，流注着先天肾原之气，以及足部驻流着后天水谷之气的太白脾原经穴。同时，足三阳从头走足，足三阴从足走腹，手三阳从手走头，手三阴从腹走手。人体所有阴经向上行，阳经向下行，形成"阴升阳降"。头足相应，经络相对，信息传导，周流不息，足部经络与全身经络相互联结。针足三阳、足三阴，亦能返手三阳、手三阴，故《素问·阴阳应象大论》说："善用针者，从阴引阳，从阳引阴，以右治左，以左治右，以我知彼，以表知里。"而现代全息论则认为，足是人体的一个相对独立部分，是整体的缩影，足也具有与人体全息对应的穴位系统。人体的各部位器官在足部都有各自的反射区，如果将人体从中线分为左右两部分，双足合并在一起的中线，即与人体从鼻尖到脐部所连中线相互对应。中线左右内侧缘的位置对应人体脊椎，外侧缘对应人体上、下肢，脚趾部分相当于人体头颈部，前脚掌部分对应人体胸腔和上腹部，足心相当于人体下腹部，双足跟相当于人体的臀部。即足内反射区对应人体脊椎，足外反射区对应人体肢体，足底反射区对应人体脏腑器官，足背反射区对应人体面部组织器官。

本人在30年的临床实践中，结合现代解剖知识及生物全息论，将足针的取穴法浓缩简化为"解剖相连，脏腑相关，相邻透刺"，广泛应用于治疗脑血管疾患，尤其是恢复期的功能障碍，取得了卓越的临床疗效。

病例1：朱某某，女，52岁，因高血压病就诊，已有高血压病史两年，间断服降压药，就诊时血压140/100mmHg，经针刺足部穴位丘墟、三阴交、太冲穴，行针20分钟后血压降至130/85mmHg。

病例2：周某某，女，40岁，因熬夜后突发右侧偏头痛连及右眼胀痛，血压正常，针刺选穴对侧即左足丘墟穴，强刺后留针20分钟，偏头痛及右眼胀痛症状减轻，针刺三次后症状消失。

五、脐针疗法

（一）脐部针刺疗法起源

最早是由齐永教授于2002年提出，利用易学中的后天八卦图的五行生克制化创立，将人体脐部看作一个后天八卦图，将脐芯为中心向四周八方扩散形成八卦的方位，就此方位将上、下、左、右、左上、左下、右上、右下分别按后天八卦定下离、坎、震、兑、坤、乾、巽、艮八个方位，并通过八卦方位找出相应的疾病对应关系，并根据"下针必有方向，进针需含补泻"的进针原则进行治疗，具有一穴多治，一穴多针，一穴多效，内外兼治，操作简便，治病范围广的特点。

因限于脐的特殊解剖关系，不恰当针刺极易损伤小肠，引发腹膜炎、败血症等危急重症。本人以脐中为中心，取脐周围的八个穴位，分别是任脉水分、阴交，足阳明胃经双侧的滑肉门、天枢、外陵，以代替神阙脐壁八方针刺法，同时引入薄氏天地针中脘、关元穴以强气调气，强化气机的升降运动，较齐氏脐针法的安全性、稳定性及疗效均有显著提高。同时，脐部具有得天独厚的解剖、生理学优点：哺乳动物胎儿在母腹发育过程中腹壁脐孔最后闭合，所以表皮角质层最薄，皮下无脂肪组织，脐下腹膜有丰富的静脉网，浅部和腹壁浅静脉、胸腹壁静脉相吻合，深部和腹壁上下静脉相连。脐部中药贴敷可以避免肝脏的首过作用和对胃肠道环境的破坏作用，生物利用度较高，同时给药方法简便，全身不良反应相对较小，患者容易接受。有鉴于"脾喜燥恶湿"与"途远力不及"的不足，本人力倡勿将寒性药物直接贴敷于脐部，将脐部贴敷与"直达病所"的患处穴位贴敷相结合的办法，极大地提高了脐部贴敷的临床疗效，强化了脐针疗法

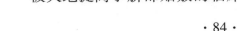

后效应。

（二）八卦基本概念

八卦：我国古代的一套有象征意义的符号。用"—"代表阳，用"– –"代表阴，用三个这样的符号组成八种形式，叫作八卦。每一卦形代表一定的事物，乾代表天，坤代表地，坎代表水，离代表火，震代表雷，艮代表山，巽代表风，兑代表沼泽。人身小宇宙的观念认为，人与自然是完全——对应的，《黄帝内经》也这么认为。自然界按卦象可以解释，人体自然可以，那么人体处处是太极的观念就成立。既然有太极点，由太极生两仪，两仪生四象，四象生八卦的话，人体处处是八卦，那么把脐眼看作太极周围就可以分布八卦了。

在脐疗中针刺取脐周围的八个穴位，分别是任脉水分、阴交，足阳明胃经双侧的滑肉门、天枢、外陵，大致与后天八卦相对应。

（三）针刺脐周八穴应用心得

在《中国·天津第五届国际中医药学术研讨会暨第九届国际针灸学术交流会论文集》中，本文被评为优秀论文。

本人在临床中用脐周八穴治疗单纯性肥胖上千例，

同时有针对性地选择糖尿病、高血压病、前列腺炎、月经不调、更年期综合征、小儿遗尿等疾病进行治疗观察，取得一定疗效，颇有体会。脐周八穴的治病机制与其特殊的生理位置有关，中医学认为脐——"神阙"穴，禁针，可灸，主治虚脱、四肢逆冷、腹痛、腹泻、痢疾、脱肛等症，脐周八穴所在经络为任脉与足阳明胃经。脐周八穴为脐周围的八个穴位，分别是任脉水分、阴交，足阳明胃经双侧的滑肉门、天枢、外陵。

1. 针刺方法

进针深度　脐周八穴的针刺深度，依病情和针刺方向而定，一般直刺 3.33～6.66cm，以得气为度，若斜刺则可略深，得气后根据治疗的需要，施以不同的补泻手法，以控制针感的强弱。

针刺方向　控制针刺方向是取得针感的关键。

垂直进针　笔者体会以单手快速垂直进针得气较快疼痛轻，患者易接受，多采用捻、转、提、插的手法，针尖穿过皮层之后用力稍缓，速度宜慢。

斜刺进针　对腹壁较薄或针感不明显者采用斜刺的方法，因人而异，医、患仍采用互动式配合，让患者双手捧住腹部外侧辅以减轻震颤，以期迅速达到针感，得气后停止进针。

2. 腧穴配伍

（1）辨证配穴　胃肠积热者见食欲亢进、口气臭秽、大便秘结，加水道穴，用泻法，促进排泄。痰湿壅盛者见嗜睡，身体困重，渴不欲饮，加阴陵泉、丰隆，平补平泻法，以达健脾利湿之效。肝阳上亢者见心烦易怒、目赤口苦、胁肋胀痛，加双侧太冲，用泻法，以达平肝潜阳之功。脾肾阳虚者加足三里双侧、关元穴，用补法，以健脾强肾。

（2）辨病配穴　单纯性肥胖用脐周八穴配中脘，用泻法，抑制亢进的食欲。糖尿病用脐周八穴配三阴交、阴陵泉，用平补平泻法。月经不调（闭经）实证取血海、三阴交，用泻法，虚证取关元、血海，用补法。高血压用脐周八穴配太冲、风池、百会、三阴交，用泻法达到平肝潜阳、引血下行之功。前列腺炎所致的排尿不畅用脐周八穴配气海、关元等穴，虚证用补法，实证用泻法，达到利尿通淋的功效。

3. 典型病例

病例1：患者，女，25 岁，产后 2 年体重由原先的 47kg 增至 60kg，腰围由原先的 60cm 增至 80cm。自觉行走路途稍长即感劳累，甚则气短、汗出、乏力。于 1997 年 2 月前来就诊，经针刺脐周八穴 30 次后体重降至 48kg，月经由原来量少恢复正常，针刺方法以平补平泻为主，加之适当控制饮食。现已停止治疗 7 年余，体重仍保持在 48～49kg。

病例 2：患者，女，56 岁，患糖尿病 2 年，服用降血糖药物后，空腹血糖仍为 8.9mmol/L，自觉口干欲饮，纳食量多，二便正常，身体偏胖。针刺 30 次后再测空腹血糖已降至 6.0mmol/L，自觉症状消失。体重恢复正常，连续 2 年监测血糖均在正常范围。

病例 3：患者，女，38 岁，因情志不遂而致闭经半年，就诊时述小腹坠胀、刺痛，伴有头晕、心烦易怒、口苦、乳房胀痛、血压偏高，体重激增。针刺脐周八穴用泻法，配以双侧血海、三阴交用平补平泻法，针刺 1 次后月经来潮，又连续治疗 10 次，月经周期恢复正常，体重也随之减轻 5kg。

4. 体会

本人在临床工作中，用脐周八穴治疗一系列疑难杂病得心应手。脐周八穴所在经络为任脉与足阳明胃经，教科书中写明其功能不外乎可治疗水肿、腹胀、癥瘕、便秘等。通过临床证实，脐周八穴配合应用功效远大于单方单穴的功效，对单纯性肥胖、糖尿病、闭经、更年期综合征等均有一定疗效。

六、眼针疗法

1. 眼针定义 眼针疗法属于一种微针疗法，通过针刺刺激眼眶内外特定穴位，达到防病治病的目的。

2. 眼针理论　眼睛是一个局部器官，但它通过纵横交错网络全身的经络，与脏腑及其他器官保持着密切的联系，使全身构成一个有机的统一整体，维持着人体正常的生命活动和视觉功能。若脏腑经络功能失调，则可影响到眼睛，使眼睛发生各种变化。同样，眼睛的变化，也能反映出脏腑的功能状态，因而通过对眼睛的观察，掌握疾病的发生、发展及预后，同时将眼分为八区，即乾一肺大肠，坎二肾膀胱，艮三属上焦，震四肝胆藏，巽五中焦属，离六心小肠，坤七脾和胃，兑八下焦乡，并对其针刺可达到防病治病的目的。

有鉴于河图洛书在八卦中的方位：头部为南为上，尾部为北为下，神龟的左侧肋和龙马的左侧肋为震为东，神龟的右侧肋和龙马的右侧肋为兑为西。将左眼部八区按照后天文王卦象匹配，方位为上为南为离卦，下为北为坎卦，左为东为震卦，右为西为兑卦，左上为东南为巽卦，左下为东北为艮卦，右上为西南为坤卦，右下为西北为乾卦。右眼八卦以鼻梁为中轴线与左眼对称，定位的不同，治疗效果也不同，

3. 临床病例

病例1：曾治一多次反复发作的刘姓脑卒中患者，

本次发病行头颅 MRI 提示：左侧基底节区、半卵圆中心梗塞，住院予以抗凝、抗血小板聚集、抗过氧化、营养脑神经、改善脑部血供、中药及针灸等治疗六月余，无明显效果。后患者辗转我处诊治，症见右侧肢体活动不利，右上侧肌力 1 级，右下侧肌力 2 级，伴面红目赤，急躁易怒，汗出较多，大便干燥，数日一行，口干舌红，舌苔黄腻，左脉沉弦细微数，右脉沉微；查其于外院治疗，均为清热平肝的中药及相应针灸，故疗效凡凡。本人采用传统体针疗法半月余，虽有小效，却不及预期。后在体针基础上加以针刺足部头穴，及焦氏头针运动区采用八卦围刺法治疗后，一月后扶杖而行。

疗效分析：考虑到患者瘫在右侧，体型肥胖，且平素多汗，动则气喘。中医认为胖人多气虚，胖人多痰湿，故患者本身为气虚体质。同时，患者又兼便秘，面红目赤，急躁易怒，汗出较多，口干舌红，舌苔黄腻，考虑其有脾虚和肝热并存，故不能单纯补气及清肝热，故采用清热平肝的中药及相应针灸，疗效凡凡。后在体针基础上加以针刺足部头穴，及焦氏头针运动区采用眼部八卦围刺法治疗后，一月后扶杖而行。

病例 2：女性患者，56 岁，患者因腰腿痛就诊，看到其他患者行眼针疗法治疗，也述患飞蚊症多年，遂采用眼针疗法，飞蚊症好转。

体会：微针疗法是针灸疗法的重要组成部分，是一种高效快捷而操作简单的针灸治病方法，在常见病、慢性病、多发病等治疗中有较明显的优势及显著的临床疗效。

七、微针疗法总结

1. 耳针疗法属于一种微针疗法，通过针刺刺激耳郭及耳背上特定穴位，达到防病治病的目的。

耳针理论认为：耳郭形如"胚胎倒影"，并认为耳穴在耳郭上的分布有一定的规律，一般与头脑、面部相应的耳穴多分布在耳垂和对耳屏，与上肢相应的耳穴多分布在耳舟，与躯体和下肢相应的耳穴多分布在对耳轮体部和对耳轮上下脚，与腹腔脏器相应的耳穴多分布在耳甲艇，与胸腔脏器相应的耳穴多分布在耳甲腔，与消化道相应的耳穴多分布在耳轮脚周围，与耳鼻咽喉相应的耳穴多分布在耳屏四周。

耳针的主要适应证为颈肩腰腿痛、消化及内分泌系统等多种慢性疾患。

2. 放血疗法是将采血针刺破一定穴位、部位和浮络，通过放血达到防病治病目的的一种疗法。

放血疗法理论认为，经络"内属于腑脏，外络于肢节"，沟通人体的内外表里，通过其"行气血、营阴阳"的功能维持着人体机能平衡。一旦经络运行气血的功能失常，机体就会发生疾病，而解决办法就是"通其经脉，调其血气"，"菀陈则除之"，血去则经隧通矣。即通过刺络放血的方法疏通经络中壅滞的气血，改变经络中气血运行不畅的病理变化，从而达到调整脏腑气血功能，使机体的机能恢复正常。

放血疗法的主要适应证为各种热证、瘀证等多种慢性疾患。

3. 腹针疗法是以中医的理、法、方、穴，通过在腹部进行针刺调节脏腑、经络治疗全身疾病的一种新方法。

腹针理论认为，人之先天，从无形的精气到胚胎的形成，完全依赖于神阙系统。因此，神阙系统是形成于胚胎期的人体调控系统，是人体最早的调控系统和经络系统的母系统，具有向全身输布气血的功能与对机体宏观调控的作用。由于腹部解剖结构上的特点，在神阙系统形成的过程中逐渐地分解为两个截然不同的调节系统，一个位于腹壁的浅层，对全身的功能起着调控作用，通常把它称作外周系统；一个位于腹壁的深层，对内脏的功能起着调节作用，也称作内脏系统，这两个系统互为影响，对全身起着调控作用。

腹针的主要适应证为消化系统、生殖系统、内分泌系统等慢性疾患。

4. 脐部疗法是通过药物或针灸对脐部穴位的刺激作用，以激发经气，疏通经脉，促进气血运行，调整人体脏腑功能，从而达到防治疾病目的的一种方法。

脐部疗法理论认为，脐部具有得天独厚的解剖、生理学优点：由于哺乳动物胎儿在母腹发育过程中腹壁脐孔最后闭合，所以表皮角质层最薄，皮下无脂肪组织，脐下腹膜有丰富的静脉网，浅部和腹壁浅静脉、胸腹壁静脉相吻合，深部和腹壁上下静脉相连。脐部中药贴敷可以避免肝脏的首过作用和对胃肠道环境的破坏作用，生物利用度较高，且给药方法简便，全身不良反应相对较小，患者容易接受。同时，将人体脐部看作一个后天八卦图，将脐芯为中心向四周八方扩散形成八卦的方位，就此方位将上、下、左、右、左上、左下、右上、右下分别按后天八卦定下离、坎、震、兑、坤、乾、巽、艮八个方位，并通过八卦方位找出相应的疾病对应关系予以针刺治疗疾病。

脐部疗法的主要适应证为肩周炎、肋软骨炎、慢性胃炎、痛经等多种疾患。

5. 舌针疗法属于一种微针疗法，通过针刺刺激舌体上的特定穴位，达到防病治病的目的。

第三章

讲座篇

舌针理论认为：（1）舌为五脏的窗口。舌与五脏通过经络直接联系，正如杨云峰在《临证验舌法》一书中所说："舌者，心之苗也，五脏六腑之大主，其气通于此，其窍开于此者也。查诸脏腑图，脾、肺、肝、肾无不系根于心。核诸经络，考手足阴阳，无脉不通于舌，则知经络脏腑之病，不独伤寒发热，有苔可验，即凡内外杂症，亦无一不呈其形、着其色于舌。"（2）舌为调理五脏的途径。基于舌本身与五脏的密切性、全息性，与颅神经的紧密性等特点，后世医家尝试用针刺舌的方法来改变异常的舌苔、形态、舌色等以治疗疾患，并发现有较大临床价值的 40 舌穴。舌背 14 穴主要是和个体各脏腑相对应，基本合乎解剖中各脏腑的投影。舌底 26 穴，呈倒置人形，舌阜为头部，近舌尖处为足，舌系带为脊柱，伞襞为上下肢。

舌针的主要适应证为心脑血管、肢体功能，及视觉功能障碍等慢性疾患。

6. 手针疗法属于一种微针疗法，通过针刺刺激手部特定穴位，达到防病治病的目的。

手针理论认为：手具有复杂精细的结构以及灵敏的感觉，不仅是接受外界信息的重要窗口，而且是完成身体活动的重要部位。手的运动可以影响大脑皮质的神经功能，所以针刺手部穴位，可以直接影响大脑皮质，从而较快地调节人体生理机能和体内防御系统。大脑为人体的特殊全息系统，起着调节全身各个系统的作用。手处于人体的远端，针刺点十分条理而规律地分布于手部。由于十二经脉互相联系，针刺手部穴位可达到防病强身、治疗疾病的目的。又因手部没有针刺禁区，所以手针疗法既安全又有效，而且方便。

手针的主要适应证为皮肤病、呼吸系统、消化系统等多系统慢性疾患。

7. 头针疗法，属于一种微针疗法，是通过针刺刺激头部特定的刺激区，以达到防病治病的目的。

头针理论认为：十二脏腑募穴均位于相应脏腑的邻近部位，针刺募穴对治疗相应脏腑疾患有显著疗效。受此启发，焦氏头针发明者焦顺发教授，在继承中国古代针刺治疗脑病的独特理论及实践经验基础上，结合西医学大脑皮层功能定位等知识，通过反复研究及临床验证总结出焦氏头针，创造性地在头部设定了十一个与脑源性疾病密切相关的刺激区，分别为运动区、感觉区、舞蹈震颤控制区、血管舒缩区、晕听区、言语二区、言语三区、运用区、足运感区、视区和平衡区。针刺这些区域，对于脑源性疾病引起的症状和体症能收到明显效果。

头针的主要适应证为多种脑源性疾病。

8. 眼针疗法属于一种微针疗法，通过针刺刺激眼眶内外的特定穴位，以达到防病治病的目的。

眼针理论认为，眼睛是一个局部器官，但它通过纵横交错网络全身的经络，与脏腑及其他器官保持着密切的联系，使全身构成一个有机的统一整体，维持着人体的正常生命活动和视觉功能。若脏腑经络功能失调，则可影响到眼睛，使眼睛发生各种变化。同样，眼睛的变化，也能反映出脏腑的功能状态，因而通过对眼睛的观察，掌握疾病的发生、发展及预后。同时，眼针理论将眼分为 4 个象区、8 个等区，认为对其针刺可达到防病治病的目的。

眼针的主要适应证为中风偏瘫、各种疼痛及多种慢性疾患，如雀盲症、飞蚊症等常见疾病。

病例 1：郭××，女，68 岁，患眼肌痉挛 1 年，就诊时患者不能与人正视，正视则左侧眼肌痉挛数十秒，异常痛苦。患者述自闭于家中，不愿参加社交活动。经 20 余次眼针治疗，眼肌痉挛消失，恢复正常。

病例 2：李××，女，36 岁，因干眼症就医。患者初诊所述，因其为药品销售管理人员，工作压力很大，每日做工作计划和撰写各种报表，用眼较疲劳，患上了干眼症，自行点眼药水无效后到专科医院治疗，效果不佳。经朋友介绍就诊，眼针治疗 10 次后恢复正常。

第三节　失眠的危害和中西医的防治
（周庆大健康讲堂讲稿）

一、失眠流行病学

世界卫生组织一项研究表明，失眠病症在世界上是一个没有得到充分重视和良好解决的公共卫生问题，全球约有 27% 的人遭受睡眠病症困扰。失眠流行病学、中华医学会提供的材料表明：中国约有 3 亿成年人患有失眠和睡眠过多等睡眠障碍，主要分布在中国经济相对发达的地区，这方面的问题一直没有引起足够重视。

近几年，随着生活节奏加快，工作压力增大，竞争激烈，越来越多的人出现了不同程度的失眠。

二、失眠症的定义

世界卫生组织的失眠定义（ICD－10）：有入睡困难、维持睡眠障碍，或睡眠后没有恢复感，至少每周 3 次并持续至少 1 个月，睡眠障碍导致明显的不适或影响了日常生活，不是因为患有神经系统疾病、系统疾病，使用精神药物或其他药物等因素导致失眠。

三、失眠表现

入睡困难（入睡时间超过 30 分钟）、睡眠维持障碍（整夜觉醒次数 ≥2 次、每次 >5 分钟）、早醒（比常规起床提前半小时）、睡眠质量下降和总睡眠时间减少（通常少于 6 小时），同时伴有日间功能障碍。

四、失眠的危害

长期失眠会导致白天功能障碍（工作能力、认知功能、精力下降），还可增加患抑郁症的危险，促使高血压、糖尿病、肥胖、心脏病发作，增加脑卒中的发病风险，还可导致糖耐量降低，使免疫力降低，增加医疗资源的消耗，增加意外的发生。

五、睡眠的功能

睡眠功能尚无法完全弄清，就目前所知，睡眠的作用有以下几点：①消除疲劳，恢复体力。②保护人脑，恢复精力。③增强免疫，康复机体。睡眠能增强机体产生抗病的能力，从而增强机体的抵抗力。④促进发育。睡眠与儿童的生长发育密切相关。⑤美容皮肤。

睡眠过程中，皮肤表面分泌和清除过程加强，毛细血管循环增多，加快了皮肤的再生，可以预防皮肤早衰，使皮肤光滑、红润富有弹性。

六、失眠的原因

①慢性躯体疾病：如疼痛、心衰、慢性肺疾病、关节炎、慢性肾衰、帕金森病、脑血管病、脑炎等。②原发性睡眠疾患：阻塞性睡眠呼吸暂停综合征、周期性肢体运动和不安腿综合征等。③药物及其他物质：酒精、尼古丁、咖啡因、儿茶酚胺、甲状腺素、β-阻滞剂、口服避孕药、皮质类固醇等。④昼夜节律紊乱：睡眠时间延迟综合征、睡眠时间前移综合征、时差、夜班工作等。⑤生理因素：睡眠环境变化、噪声、高温、强光等。⑥心理因素：焦虑（入睡困难）、抑郁（早醒）。⑦精神疾病：精神分裂症、反应性精神病等。⑧人为因素：心理生理性失眠、不良的睡眠卫生。

七、失眠的中医认识

（一）病因病机（虚实两种）

1. 思虑过度，劳逸失调——损伤心脾、气血亏乏、心脾两虚、肾阴亏虚而致失眠（虚）。

2. 素体不强，病后体弱——脏腑功能失调、心脾两虚、肾阴亏虚而致失眠（虚）。

3. 惊恐、郁怒而致气机逆乱、心肝火旺——失眠（实）。

4. 饮食不节、胃气不和而致生痰酿热、邪扰心神——失眠（实）。

（二）辨证要点

失眠的主要脏腑在心，由于心神失养或不安，神不守舍而失眠，且与肝、脾、胆、胃、肾的阴阳气血失调相关。如：

1. 急躁易怒而失眠，多为肝火内扰。

2. 脘闷苔腻而失眠，多为胃腑宿食，痰浊内盛。

3. 心烦心悸，头晕健忘而失眠，多为阴虚火旺，心肾不交。

4. 面色少华，肢倦神疲而失眠，多为脾虚不运，心神失养等。

（三）鉴别诊断

不寐证与少寐、暂时性不寐的鉴别：

1. 不寐，多指长期不寐，并伴有头昏眼花、食纳乏味、精神委顿，或心悸、健忘等病证。

2. 少寐，如睡眠时间较少，但精神不减，无其他不适感觉者，不应视作病态。老年人夜间醒后不能再睡，多属正常现象。

3. 短暂性不寐，因一时情志影响，或生活环境改变，引起暂时性不寐亦不属病态。

4. 辨虚实。

虚证：多属阴血不足，心失所养，临床特点为体质瘦弱，面色无华，神疲懒言，心悸，多因脾失运化、肝失藏血、肾失藏精所致。

实证：火盛扰心，临床特点为心烦易怒，口苦咽干，便秘溲赤，多因心火亢盛或肝郁化火所致。

（五）治疗原则

重在补虚泻实，调整脏腑气血阴阳，并可酌加安神定志之品。

（六）预防与调摄

1. 注意精神调摄，做到喜怒有节，保持精神舒畅。

2. 睡眠环境宜安静，睡前避免饮用浓茶、咖啡及过度兴奋刺激。

3. 注意作息有序。

八、失眠的治疗方法

失眠症治疗的目的是改善病人的生活质量，任何减轻夜间压力，使精神放松的措施均有助于改善失眠。

1. 西医药物治疗

2. 中医药物疗法

非药物治疗：三分之一的失眠者可采用病因治疗、行为治疗、物理治疗、心态调整等治疗方法。

（一）失眠的西药治疗原则

1. 建议：

①先确认是哪一种失眠。②在服用催眠药物之前先采用非药物治疗。许多生理性失眠是一过性的，不需用药物治疗就能恢复。③若是需用药物治疗，建议使用短效的治疗失眠的药物。

2. 失眠的药物治疗：

理想的镇静催眠药物：①迅速诱导入睡。②对睡眠结构没有影响。③第二天无药物残留作用。④不影响记忆功能，包括没有造成遗忘症状。⑤对呼吸没有抑制作用。⑥长期使用无药物依赖性或药物戒断症状。⑦与酒精和其他药物无相互作用。

经过百年的发展，镇静催眠药正朝着这一目标不断前进。

3. 一般临床使用药物治疗失眠问题的原则：

①以入睡困难为临床症状的患者应该选用短效药

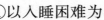

物，少数患者如果午睡困难也可以使用。②夜间睡眠浅睡、易醒的患者可以使用中效药物治疗。③夜间睡眠易醒和早醒的患者应该使用长效药物治疗。④如果患者睡眠紊乱伴有焦虑、抑郁，应该使用抗焦虑或抗抑郁药物治疗。⑤如果患者出现精神异常导致睡眠紊乱，应该使用神经阻滞剂（抗精神病药物），必要时合并使用苯二氮䓬类安眠药物。

4. 安定类药物使用原则：

（1）苯二氮䓬类一般来说连续应用 2 周，催眠效果就明显下降，长期应用会产生耐受和依赖性，停药后失眠反而加重。

有些慢性失眠者（精神生理性失眠及神经衰弱性失眠）如必须长期服苯二氮䓬类，最好可采用间断服药法，如假日服药：每周五、周六晚服药一二次，其他时间不服药，这样可以避免药物耐受的产生，病人可得到每周至少一两晚充分的睡眠，基本上可以消除失眠的不良影响。

（2）对于慢性失眠者，医生诊治时应考虑其伴有习惯性因素，在用药时要注意加强心理、行为方面的治疗，尽量停用药物。苯二氮䓬类不用则已，一用则要足量。

（3）使用方法

Hollister（1979 年）推荐的一种判断合适催眠剂量的方法：就寝前两小时服一次药，出现其中之一的情况就认为剂量合适：①就寝前略感睡意。②睡得比平常舒服、踏实些。③次日醒得比平常晚些，或在平常睡时被叫醒有未睡足感或不清醒的感觉——恰当的剂量一般至少使患者每晚能睡上 7 小时。

九、中医药物疗法

1. 肝火扰心证

不寐多梦，甚则彻夜不眠，急躁易怒，伴头晕头胀，目赤耳鸣，口干而苦，不思饮食，便秘溲赤，舌红苔黄，脉弦而数。

证机概要：肝郁化火，上扰心神。

治法：疏肝泻火，镇心安神。

代表方：龙胆泻肝汤加减。

本方有泻肝胆实火、清下焦湿热之功效，适用于肝部化火上炎所致的不寐多梦、头晕头胀、目赤耳鸣、口干便秘之症。

常用药：龙胆草、黄芩、栀子清肝泻火，泽泻、车前子清利湿热，当归、生地滋阴养血，柴胡疏畅肝胆之气，甘草和中，生龙骨、生牡蛎、灵磁石镇心安

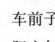

神。胸闷胁胀，善太息者，加香附、郁金、佛手、绿萼梅以疏肝解郁。若头晕目眩、头痛欲裂、不寐躁怒、大便秘结者，可用当归龙荟丸。

2. 痰热扰心证

心烦不寐，胸闷脘痞，泛恶嗳气，伴口苦，头重，目眩，舌偏红，苔黄腻，脉滑数。

证机概要：湿食生痰，郁痰生热，扰动心神。

治法：清化痰热，和中安神。

代表方：黄连温胆汤加减。

本方清心降火，化痰安中，适用于痰热扰心，见虚烦不宁、不寐多梦等症状者。

常用药：半夏、陈皮、茯苓、枳实健脾化痰，理气和胃，黄连、竹茹清心降火化痰、龙齿、珍珠母、磁石镇惊安神。

不寐伴胸闷嗳气，脘腹胀满，大便不爽，苔腻脉滑，加用半夏粳米汤和胃健脾，交通阴阳，和胃降气；若饮食停滞，胃中不和，嗳腐吞酸，脘腹胀痛，再加神曲、焦山楂、莱菔子以消导和中。

3. 心脾两虚证

不易入睡，多梦易醒，心悸健忘，神疲食少，伴头晕目眩，四肢倦怠，腹胀便溏，面色少华，舌淡苔薄，脉细无力。

证机概要：脾虚血亏，心神失养，神不安舍。

治法：补益心脾，养血安神。

代表方：归脾汤加减。

本方益气补血，健脾养心，适用于不寐健忘、心悸怔忡、面黄食少等心脾两虚证。

常用药：人参、白术、甘草益气健脾，当归、黄芪补气生血，远志、酸枣仁、茯神、龙眼肉补心益脾安神，木香行气舒脾。

心血不足较甚者，加熟地、芍药、阿胶以养心血；不寐较重者，加五味子、夜交藤、合欢皮、柏子仁养心安神，或加生龙骨、生牡蛎、琥珀末以镇静安神；兼见脘闷纳呆、苔腻，重用白术，加苍术、半夏、陈皮、茯苓、厚朴以健脾燥湿，理气化痰；若产后虚烦不寐，或老人夜寐早醒而无虚烦者，多属气血不足，亦可用本方。

4. 心肾不交证

心烦不寐，入睡困难，心悸多梦，伴头晕耳鸣，腰膝酸软，潮热盗汗，五心烦热，咽干少津，男子遗精，女子月经不调，舌红少苔，脉细数。

证机概要：肾水亏虚，不能上济于心，心火炽盛，不能下交于肾。

治法：滋阴降火，交通心肾。

代表方：六味地黄丸合交泰丸加减。

前方以滋补肾阴为主，用于头晕耳鸣、腰膝酸软、潮热盗汗等肾阴不足证；后方以清心降火，引火归原，用于心烦不寐、梦遗失精等心火偏亢证。

常用药：熟地黄、山萸肉、山药滋补肝肾，填精益髓；泽泻、茯苓、丹皮健脾渗湿，清泄相火；黄连清心降火；肉桂引火归原。

心阴不足为主者，可用天王补心丹以滋阴养血，补心安神；心烦不寐，彻夜不眠者，加朱砂（研末，0.6g，另吞）、磁石、龙骨、龙齿重镇安神。

5. 心胆气虚证

虚烦不寐，触事易惊，终日惕惕，胆怯心悸，伴气短自汗，倦怠乏力，舌淡，脉弦细。

证机概要：心胆虚怯，心神失养，神魂不安。

治法：益气镇惊，安神定志。

代表方：安神定志丸合酸枣仁汤加减。

前方重于镇惊安神，用于心烦不寐，气短自汗，倦怠乏力之症；后方偏于养血清热除烦，用于虚烦不寐，终日惕惕，触事易惊之症。

常用药：人参、茯苓、甘草益心胆之气；茯神、远志、龙齿、石菖蒲化痰宁心，镇惊安神；川芎、酸枣仁调血养心；知母清热除烦。

心肝血虚，惊悸汗出者，重用人参，加白芍、当归、黄芪以补养肝血；肝不疏土，胸闷，善太息，纳呆腹胀者，加柴胡、陈皮、山药、白术以疏肝健脾；心悸甚，惊惕不安者，加生龙骨、生牡蛎、朱砂以重镇安神。

十、非药物治疗

首选非药物治疗。

（1）病因治疗

改善不良情绪：学习工作压力大，生活遭遇变故等。治疗影响睡眠的疾病：睡眠呼吸暂停综合征、慢性疼痛、抑郁症等。避免服用引起兴奋的药、物质、儿茶酚胺、甲状腺素、咖啡，避免口服避孕药、茶、酒精、烟等。

（2）行为治疗方法

①睡眠卫生教育。养成良好的睡眠习惯与规律，创造舒适的睡眠环境，避免睡前吸烟、饮酒、喝茶、喝咖啡等，少饮水，不在床上进行非睡眠活动，如看电视、阅读、听收音机等；尽量不要午睡，睡前放松，日间规律运动30~40分钟（下午）。

②刺激控制训练。稳定睡眠觉醒节律，提高睡眠效率，只在有睡意时上床，若在15~20分钟还未入

睡，应离开卧室，有睡意时再回到床上。只要需要便重复前两步，早上定时起床。

③其他。放松训练：减少觉醒、洗热水澡、静坐、自我按摩、腹式呼吸、光照治疗，适于睡眠—觉醒节律障碍，如睡眠时相延迟综合征、睡眠时相前移综合征、时差反应等。

（3）物理治疗

①按百会

方法：坐或卧位，闭目静息，单于食、中指指腹置百会穴处，先顺时针按揉 30 次，再逆时针按揉 30 次。

作用：可提运清阳，益脑利窍。

②按风池

方法：坐位，两手拇指按在两侧风池穴上，两小指各按在两侧太阳穴上，其余手指各散置在头部两侧，然后两手同时用力，按揉风池、太阳穴及侧头部 1 分钟。

作用：可祛风散邪，清利头目。

③揉神门

方法：坐位，右手食、中指相叠，食指按压在左手的神门穴上。

④拍心区

方法：坐或卧位，右手虚掌拍击左乳上心区50次。

作用：可清心散邪。

⑤推胫骨

方法：平坐位，双手虎口分别卡在双膝下，拇指按压在阴陵泉穴上，食指按压在阳陵泉穴上，稍用力沿胫骨下推擦到踝。食指过足三里穴时，稍用力弹拨，拇指过三阴交穴时稍做按揉，反复操作10次。

作用：可调和阴阳，健脾和胃。

⑥擦涌泉

在双侧涌泉穴摩擦至发热为止。

⑦抹眼球

方法：卧位，闭目，用两手中指分别横置于两眼球上缘，无名指分别横置于眼球下缘，然后自内向外轻揉至眼角处，计20次。

作用：可明目益肝，调养心气。

⑧打哈欠法

方法：卧位，闭目。和缓地深呼吸10次后，尽量张大口，同时舌尖后缩，做打哈欠动作10次后，全身放松入睡。

作用：可交通心肾，镇静催眠。

十一、平衡心理

四要素：善、乐、宽、淡。

1. 善：拥有一颗善良的心。

2. 乐：即快乐，乐观是心理养生的不老丹。

举世皆从愁里老，乐观才是长寿药，这就是说，用乐观的精神取代不良情绪，对人体健康十分重要；同时也说明，除了快乐的情绪可以悦心而外，没有一种药剂是可以通心的道理。拥有快乐，就等于拥有健康。学会与自己快乐相处，让自己拥有一间常开着的"健心房"，常常走进去，为自己忙碌疲惫的心灵做做按摩，使心灵的各个零件经常得到维护和保养，拥有一个快乐的心灵。

3. 宽：即心宽，宽容是心理养生的调节阀。

人非圣贤，孰能无过？宽容是一种良好的心理品质，它不仅包含着理解和原谅，更显示着气度和胸襟、坚强和力量。一个不会宽容，只知苛求别人的人，其心理往往处于紧张状态，从而导致神经兴奋、血管收缩、血压升高，使心理、生理进入恶性循环。

4. 淡：即淡泊，淡泊是心理养生的免疫剂。

淡泊，即恬淡寡欲，不追求名利。清代文学家纪晓岚有一副对联说得好："事能知足心常泰，人到无求品自高。"这说明，淡泊是一种崇高的境界和心态，是对人生追求在深层次上的定位。有了淡泊的心态，就不会在世俗中随波逐流，追逐名利；就不会对身外之物得而大喜，失而大悲；就不会对世事他人牢骚满腹，攀比嫉妒。淡泊的心态使人始终处于平和的状态，保持一颗平常心，一切有损身心健康的因素，都将被击退。

十二、科学睡眠四要素

1. 睡眠的姿势　成人及婴儿最好多右侧卧；肺系病人除垫高枕外，还要经常改换侧睡，以利痰涎排出，胃见胀满和肝胆系疾病者，以右侧位睡眠为宜；四肢有疼痛处者，应力避压迫痛处而卧。总之，选择舒适、有利于病情的睡位，有助于安睡。

2. 睡眠的用具　无论是南方的床，还是北方的炕，在安放或修造时，都应南北顺向，铺的硬度宜适中；枕高一般以睡者的一肩（约 10 厘米）为宜，过低易造成颈椎增生生理骨刺。

3. 睡眠的时间　睡眠时间一般应维持 7~8 小时，但不一定强求，应视个体差异而定。入睡快而睡眠深、一般无梦或少梦者，睡上 6 小时即可完全恢复精力；入睡慢而浅睡眠多，常多梦噩梦者，即使睡上 10 小时，仍难精神清爽，应通过各种治疗，以获得有效睡眠，只是延长睡眠时间对身体有害。

4. 睡眠的环境 睡眠的好坏，与睡眠环境关系密切。

综上所述，人们若能掌握科学睡眠的四要素，则能有效地提高睡眠质量，以更充沛的精力投入工作。科学睡眠，是现代生活对人们提出的新要求。

今晚睡得香，明日不化妆！

第四节　针药并重治疗常见病
——摘自周庆在河西有线电视台健康讲堂的讲稿

一、咽炎辨证论治（舌针）

（一）咽炎定义

属中医喉痹范畴，是一种常见的喉科疾病，咽部疼痛为其主要症状。但本病常常累及气管，因此，咳嗽也是其主要临床表现，采用中医辨证分型调治，往往能取得良好的效果。

（二）辨证论治

1. 外感风热

主症：咽痛不适，吞咽时疼痛加剧，咽痒咳嗽，或伴畏寒发热，头身疼痛，舌红苔薄黄，脉浮数。

治法：疏风散热，宣肺利咽。

处方：小处方：金银花6g，黄芩6g，薄荷5g，穿心莲5g。

中成药选择：银翘解毒片，双黄连口服液，羚翘解毒片。

2. 外感风寒

主症：见咽喉微痛，吞咽不畅，咳嗽痰白，并见恶寒头痛，舌淡红，苔薄白，脉浮紧，咽后壁淋巴滤泡肿胀微红。

治则：疏风散寒，利咽止咳。

处方：防风、荆芥、百部、桔梗各10g，僵蚕、紫苏叶、薄荷、甘草、细辛各6g，生姜3片。

中成药选择：午时茶，风寒感冒颗粒，通宣理肺丸。

3. 肺热炽盛

主症：咽喉疼痛，口干口苦，面红目赤，大便秘结，小便短黄，舌红，苔黄燥，脉滑数。

治则：清热解毒，利咽止痛。

处方：金银花10g，黄芩10g，淡竹叶10g，番泻叶3g。

中成药选择：黄连上清丸，六神丸等。

4. 虚火上炎

主症：声音嘶哑，咽干口渴，腰膝酸软，头晕目眩，舌红苔少，脉细数。

治则：滋阴降火。

处方：麦冬 10g，胖大海 10g，天冬 10g，百合 10g，乌梅 10g。

中成药选择：知柏地黄丸，养阴清肺丸等。

5. 痰湿阻滞

主症：患者体型多肥胖吗，或长期嗜食肥甘厚味食物，常自觉咽部吞咽不利，如有痰状，咳嗽痰白黏稠，舌淡红、舌体胖，苔白厚腻，脉滑。咽后壁滤泡增生，黏膜肥厚。

治则：化湿祛痰，利咽止咳。

处方：半夏、桔梗、百部、昆布、海藻各 10g，黄芩、浙贝母各 20g，陈皮、甘草各 6g，牡蛎、猫爪草、茯苓各 30g，丹参 20g。

中成药选择：二陈丸，橘红化痰丸。

6. 肝郁气滞

主症：患者平素情志容易激动，易怒，常觉咽中不适，如有异物，咳嗽痰难咯出，用力咳时甚至可引起呕吐。舌边暗红，苔薄白，脉弦。咽部黏膜层慢性充血，后壁滤泡增生，黏液腺肥大，分泌亢进。

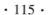

治则：疏肝理气，利咽止咳。

处方：柴胡、甘草、薄荷各6g，白芍、浙贝母、丹参各20g，枳壳、郁金、木蝴蝶、栝楼、昆布、海藻、桔梗各12g，玄参、牡蛎各30g。

中成药选择：丹栀逍遥丸，梅核嚼化丸。

（三）舌针治疗咽炎及延伸疾病

1. 舌针疗法定义

是在舌体的一些特定穴位进行针刺，用于治疗全身多种疾病的一种方法，尤其对咽炎、扁桃体炎、咳嗽、气管炎等上呼吸道症状效果显著。

（1）理论依据：舌为心之苗，脾之外候。按中医理论，舌部穴位分布为舌尖属心，舌根属肾，舌左侧属肝，舌右侧属肺，舌中心属脾。脏腑经络的病变可以从舌反映出来，通过针刺舌上的穴位，可以达到治疗全身多种疾病。

（2）治疗病种：急慢性咽炎、扁桃体炎，感冒初起的咽喉肿痛、气管炎、哮喘、梅核气，喑哑等，其病因多属肺胃积热、肝郁气滞、痰火裹结、上扰咽喉所致，通过针刺舌部特定穴位可泻其有余、补其不足。

（3）临床病例

病例1：胡某某，女，50岁，因更年期综合征而致梅核气，自觉咽堵闷似有异物梗阻，经各项检查无器质性病变，舌针后诸症减轻。

病例 2：修某某，男，39 岁，因其体质较弱，每到季节交替气管炎反复发作，缠绵难愈，患者非常苦恼。本次发病经舌针 5 次，配中药一周，病愈。

病例 3：刘某某，女，64 岁，糖尿病史 12 年，自觉口干舌面干热，饮水不能缓解，经舌针后口中有津液润泽，患者欣喜。

病例 4：李某某，男，56 岁，因长期咽部不适干咳无痰，因原有肝硬化所以不敢轻易用药治疗，近两周来发现干咳后有少量血丝吐出令其恐惧遂来就诊，仅用舌针经过 6 次后病愈。

2. 舌针效果分析

上述舌针治疗的病种——急慢性咽炎、扁桃体炎，感冒初期的咽喉肿痛、突发失音等，发病部位均定位于咽喉部，用任何治疗手段都不如舌针来得直接和迅速。如口服药物或注射针剂治疗上述疾病，都要先经过消化系统或循环系统才能发挥作用。本方法不经胃肠吸收和血液循环直达病所，再根据病种和患者的具体情况，采用中药达到立竿见影的效果。

3. 舌针注意事项

（1）严格消毒，避免针刺感染或口腔污染。

（2）年迈体弱，急重病患者，防止晕针。

（3）注意掌握针刺深度与手法，严防毫针脱落而被患者吞咽。

（4）舌针刺血时，须严格掌握"针不宜过粗，刺不宜过深，血不宜过多"的原则。

（5）凝血机能较差或有自发性出血的患者，不宜针刺。

二、鼻炎的辨证论治（面针）

鼻炎定义：鼻炎是指鼻腔黏膜出现炎症，表现为充血或者水肿，患者经常会出现鼻塞、流清水涕、鼻痒、喉部不适、咳嗽等症状。

鼻腔分泌的稀薄液体样物质称为鼻涕或者鼻腔分泌物，其作用是帮助清除灰尘、细菌以保持肺部的健康。通常情况下，混合细菌和灰尘的鼻涕后吸至咽喉并最终进入胃内，因其分泌量很少，一般不会引起人们的注意。当鼻内出现炎症时，鼻腔内可以分泌大量的鼻涕，并可因感染而变成黄色，流经咽喉时可以引起咳嗽，鼻涕量很多时还可经前鼻孔流出。

鼻炎属于中医鼻渊范畴，早在两千多年前的《素问·气厥论》中就有这样的记载："鼻渊者，浊涕流不止也。"说明人们早就认识到鼻渊是以鼻流浊涕、量多不止为主要特征的鼻病。

（一）辨证论治

中医理论认为：鼻为肺之外窍，热邪蕴积于肺，常上灼鼻窍而为涕为渊。《素问·至真要大论》说："少阴之复，懊热内作……甚则入肺，咳而鼻渊。"肺热熏灼窦窍而成鼻渊病机主要有三，治亦有别。

1. 外感致病

肺经热邪型，总治则是宜清肺通窍。

（1）风热袭表，客于肺卫。

治则：当辛散风热，可以苍耳子散合银翘散加减。

常用处方：苍耳子、白芷、辛夷、黄芩、桑白皮、赤芍药、连翘、荆芥各10g，金银花、天花粉各15g，薄荷、甘草各6g。

中成药选择：银翘解毒片，桑菊感冒片。

（2）风邪中人，多来疾去速，且易化热化火，故较多见的为风去而肺热壅盛。风寒犯表亦常从火化，郁伏于肺。

治则：清肺泻热，通窍排脓。

常用药物：黄芩、栀子、桑白皮、知母、天花粉各12g，赤芍药12g，连翘、白芷、桔梗各10g，甘草6g，苍耳子、辛夷、黄芩、鱼腥草、芦根各10g。

（3）病久肺气已虚，而热邪未清，病者具肺气虚的表现，然鼻涕黄黏缠绵，鼻黏膜红，应益气与清热并举，以《永类钤方》之补肺汤加减。

治则：清补兼施。

常用药物：党参 12g，当归 6g，生黄芪 20g，白芷、紫菀、桑白皮、黄芩各 10g，鱼腥草、芦根各 12g。

2. 胃火上炎，总治则重在清泻阳明

主症：阳明胃热蒸灼窦窍而成鼻渊，局部可见涕黄浊量多，鼻塞甚，嗅觉差，鼻甲肿胀，黏膜深红而干，头痛明显，鼻窦相应部位有叩、压痛或红肿。全身常具发热，口渴引饮，口臭，牙龈红肿，便秘，尿赤等症。

治则：清泻阳明，解毒排脓，畅窦通窍。

常用药物：生石膏 20g，升麻 10g，葛根 15g，赤芍药、黄芩、鱼腥草各 12g，蒲公英 20g，桔梗、白芷、皂角刺、苍耳子各 10g，甘草 6g。

3. 湿热内蕴，总治则当利胆清脾

主症：此证型在临床鼻渊实证中较为常见。本证鼻局部特点鲜明，可见鼻涕黄绿或黄浊量多，嗅觉近失，鼻黏膜红赤肿胀较甚，头痛且重。舌红、苔黄腻常可反映出病属湿热的特征（临床接诊应仔细询问病

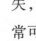

史以鉴别头痛的原因）。

治则：清利肝胆湿热证。

中成药物：宜选用龙胆泻肝汤加减。

常用药物：龙胆草、栀子、黄芩、柴胡各 10g，泽泻、车前子、当归、苍耳子、白芷各 10g，生地黄 15g，甘草、木通各 6g。

4. 浊涕久延，总治则重在健脾补肺

主症：鼻渊日久，其病机多向正虚邪滞演变，正气之虚，多责之肺脾。肺虚清肃不力，脾虚清阳不升，窦窍肌膜失养，局部多见涕白黏而不臭，鼻黏膜色淡暗，常反复加重不已。

常用药物：温肺汤，或补中益气汤，佐苍耳子、石菖蒲、白芷等以助化浊通窍之力，入薏苡仁、路路通等以助消除鼻甲水肿。

5. 气虚卫表不固，反复发作者，处玉屏风散或予补中益气丸常服

注意：小儿患者，应注意辨准证型，不留后患，治以充养正气，则邪自不可干犯。

6. 阳虚寒凝，予温阳驱寒

鼻属督脉所循，督脉统一身之阳。若阳虚寒凝，督脉不畅，则致头痛，鼻塞，浊涕黏白。

主症：头痛，鼻塞，浊涕黏白，嗅觉减退，可伴

形寒肢凉，背寒如掌大，小便清长，夜尿多，舌淡苔白，脉沉细弱。

常用药物：苓桂术甘汤，麻黄附子细辛汤合苍耳子散加减：附片6g，麻黄6g，细辛3g，苍耳子、白芷、辛夷各10g，白芍药15g，白术12g，茯苓12g，炙甘草6g。

提醒大家：因麻黄特殊性，不可久用和超剂量使用。

（三）面针治疗鼻炎及延伸疾病

教科书中介绍的面针疗法，临床多用于面神经麻痹、脑血管意外中风导致的口眼歪斜等症。笔者在临床用微针在面部针刺特定穴位治疗鼻炎、痤疮、呃逆等症，效果肯定。

1. 传统面针疗法的定义

用针刺激面部穴位达到治疗目的的一种方法，叫面针疗法。

2. 穴位分布

（1）首面：位于额正中部，当眉间至前发际正中线的上、中三分之一交界处。

主治：头痛、头晕。

（2）咽喉：当眉心至前发际正中连线的中、下三

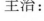

分之一交界区，即首面穴与肺穴连线之中点。

主治：咽喉肿痛及其他鼻部、咽喉部疾患。

3. 面针疗法的操作方法

（1）针具：一般采用 30～32 号 0.5～1.5 寸长的毫针。

（2）进针法：面部针刺时较痛，宜以右手持针，左手做押手配合，双手同时用力，快速刺入皮下。然后再依据部位和症情需要，分别做直刺、横刺或斜刺。一般而言，额、鼻、口旁的穴位宜用横刺或斜刺，颊部或颧部穴位可采取直刺法，也可根据需要做透穴针刺。

（3）留针法：面针于得气（其得气感觉同体针）后，留针 10～30 分钟，针感强度以患者可耐受为度。面针疗法宜每日或隔日 1 次，10 次为一疗程，疗程间隔 5 天左右。

4. 面针疗法的注意事项

（1）针刺操作要注意严格消毒，以防面部感染。

（2）面部血管丰富，运针时切忌猛插乱捣，出针后应立即按压针孔，以防出血。如刺破血管引起皮下出血，常可触及一鼓起之小包，宜反复揉压使之消散。

（3）有瘢痕或病灶之处，不宜针刺。

5. 笔者临床用面针经验总结

（1）面针治疗鼻炎选穴——印堂、双侧迎香穴。

病例1：王某，男，13岁，初一学生，因鼻炎每天大量擤鼻涕遭到同学讥笑，自己也感到很苦恼。家长带其到耳鼻喉专科就诊确诊为过敏性鼻炎，医生开具脱敏药影响听课，家长带其前来就诊，用微针5次后症状消失。

（2）面针治疗打鼾选穴——印堂、双侧迎香穴。

病例2：谭某某，男，5岁，患儿家长带其就诊时叙述，患儿近期因感冒后每晚打鼾憋醒几次，需家长抱起才能继续睡眠，到专科医院就诊检查，提示"扁桃体肥大""腺样体肥大"，需要手术才能彻底根治。家长考虑到手术对患儿存在一定风险，想通过中医药和针灸来缓解孩子的目前睡眠障碍。经辨证在开具中药汤剂的同时，取面部印堂、迎香（双）等，针灸3次后，家长叙述患者夜间憋醒次数已减少为1~2次，仅需家长推其改变睡姿，即可安稳睡觉至天亮。

（3）面针治疗痤疮选穴——用微针点刺面部痤疮周边，可以留针10分钟。

病例3：刘某，女，22岁，学习很优秀，右侧面部生有痤疮，因毕业求职面试希望形象完美。经询问病史，患者四年大学在上海生活，对那里冬季阴冷的气候不适应，仅在面部一侧生有痤疮，治疗上在采用面针的同时，根据辨证加服中药祛湿健脾，痤疮和身体不适均消失。

（4）面针治疗呃逆选穴双侧攒竹穴、鱼腰穴。

病例4：吴某某，男，21岁，因呃逆就医。患者就诊时呃逆频作，声音响亮，查其舌红苔黄，口气浑浊，问其述大便三日未行，给予针刺双侧攒竹穴、鱼腰穴，强刺激留针20分钟呃逆即止，又开具清胃泄热汤药三副，再未复发。

病例5：刘某某，男，56岁，就诊时述因就餐时与人争吵，饭后即出现呃逆不止，严重时影响睡眠，经查排除脑血管意外因素，测血压140/90mmHg，口气臭秽，问诊大便干燥，经面针攒竹、鱼腰、人中强刺激后，针刺三次配以龙胆泻肝汤加减病除。

（5）面针取穴治疗效果分析。

①迎香：穴位在眼睛正视，眼珠中心点直下，在鼻孔两旁约五分（拇指二分之一宽）的笑纹中取穴。

主治：鼻塞、多涕、嗅能减退、颜面神经麻痹。

②攒竹：该穴位于面部，当眉头陷中，眶上切迹处。取穴时应要求患者采用正坐或仰卧的姿势，攒竹穴位于人体的面部，眉毛内侧边缘凹陷处（当眉头陷中，眶上切迹处）即是。

主治：头痛，口眼歪斜，目视不明，流泪，目赤肿痛，眼睑（睑）动，眉棱骨痛，眼睑下垂。

功效：针刺攒竹可使心率减慢，对于心烦气躁有一定疗效。

③鱼腰穴：在眉毛的中点，即瞳孔直上的眉毛中，是每条眉毛的中点。

主治：目赤肿痛，眼睑下垂，眉棱骨痛。

功效：按揉鱼腰穴可以快速止呃逆。

④印堂穴：位于两眉头连线的中点。取穴时用左手拇、食两指将印堂穴局部皮肤捏起，右手持针快速由上向下（鼻尖）方向平刺0.5寸左右。

主治：头痛、眩晕、鼻衄、鼻渊、小儿惊风、失眠。

功效：具有安神定惊、醒脑开窍、宁心益智、疏风止痛、通经活络之功。其他功效：揿印堂穴缓解鼻干、鼻塞。揿印堂穴的方法可以有效缓解鼻部干燥，使鼻腔内的黏液分泌物减少。

⑤人中穴：位于鼻下、上嘴唇沟的上三分之一与下三分之一交界处，为急救昏厥要穴。

主治：癫痫、中风昏迷、小儿惊风、面肿、腰背强痛等症。

功效：救治中风、中暑、中毒、过敏，以及手术麻醉过程中出现的昏迷、呼吸停止、血压下降、休克等。

因为病例中呃逆的患者偏高情绪不稳，取人中可以达到稳定情绪的作用，所以呃逆好转。

三、中医对失眠的辨证治疗——耳针疗法

（一）失眠的定义

中医学又称其为"不寐""不得眠""不得卧""目不瞑"，是以经常不能获得正常睡眠为特征的一种病症，为各种原因引起入睡困难、睡眠深度或频度过短（浅睡性失眠）、早醒及睡眠时间不足或质量差等。从中医角度看，失眠以七情内伤为主要病因，其涉及的脏腑不外心、脾、肝、胆、肾，其病机总属营卫失和、阴阳失调为病之本，或阴虚不能纳阳，或阳盛不得入阴。

（二）失眠的辨证论治

1. 肝郁化火型

（1）主症：失眠，烦躁易怒，不思饮食，口渴喜饮，目赤口苦，小便黄赤，大便秘结。

（2）治法：疏肝泄热。

（3）选药：当归芦荟丸、龙胆泄肝口服液等。

2. 阴虚火旺型

（1）主症：心烦不寐，心悸不安，头晕耳鸣，健忘，腰膝酸软，口干津少，五心烦热。

（2）治法：滋阴养血，清心安神。

（3）选药：朱砂安神丸、天王补心丹、柏子养心丸等。

3. 心脾两虚型

（1）主症：多梦易醒，心悸健忘，头晕目眩，肢倦神疲，饮食无味，面色无华。

（2）治法：补益心脾，养血安神。

（3）选药：归脾丸、安神补心片、复方阿胶浆口服液等。

4. 心胆气虚型

（1）主症：失眠多梦，易惊醒，胆怯心悸，遇事善惊，气短倦怠，小便清长。

（2）治法：益气镇惊，安神定志。

（3）选药：安神定志丸、复方枣仁胶囊等。

（三）耳针治疗失眠及延伸疾病

1. 耳针疗法定义

耳针疗法属于一种微针疗法，通过针刺刺激耳郭及耳背上的特定穴位，以达到防病治病的目的。理论认为：耳郭形如"胚胎倒影"，并认为耳穴在耳郭上的分布有一定的规律，一般与头脑、面部相应的耳穴多分布在耳垂和对耳屏，与上肢相应的耳穴多分布在耳舟，与躯体和下肢相应的耳穴多分布在对耳轮体部和对耳轮上下脚，与腹腔脏器相应的耳穴多分布在耳甲艇，与胸腔脏器相应的耳穴多分布在耳甲腔，与消化道相应的耳穴多分布在耳轮脚周围，与耳鼻咽喉相应的耳穴多分布在耳屏四周。三十年来，笔者采用耳穴沿皮透穴刺法，即利用毫针沿着皮下刺入，用一针贯穿两穴或某一穴区，治疗一些疼痛性疾病及肢体功能障碍等疾病方面，尤其是应用于耳郭的耳舟、对耳轮及其上下脚等部位，取得了见效迅速、治疗次数少、疗效巩固的满意效果。

2. 耳压、耳针疗法治疗病例

（1）耳针治疗失眠

病例 1：患者王某某，女，67 岁，因其朋友突发心肌梗死去世，而致失眠、恐惧、焦虑，每日睡眠不足两小时，体重急速下降，其子女送她来就诊时体重仅 41kg，到三甲医院入院检查各项指标均正常，经耳针加头针，配服疏肝解郁安神养心汤剂，治疗半个月后，诸症消失。半年后随访，精神愉快，气色红润，体重达到 50kg。

（2）耳压疗法治疗颈椎病

笔者对 60 例颈椎病患者进行耳穴压药治疗，采用药物离子透入方法治疗，进行对比观察，现总结如下。

①临床资料

治疗组：男 34 例，女 26 例，年龄最大 67 岁，最小 19 岁。对照组：男 23 例，女 37 例，年龄最大 70 岁，最小 21 岁，两组病例均为门诊收治的病人。

②治疗方法

对应诊患者逐一登记，经 X 线诊断，或 CT、MRI 确诊为颈椎病后，随机分成治疗组和对照组。

耳压治疗组：耳穴压药取穴神门、交感、颈椎、皮质下、眼等，如兼有其他疾病配加其他穴。肥胖者如内分泌、胃穴等，兼高血压加降压沟，兼心脏病加心穴等。方法：将王不留行药籽 1 粒固定于 $0.5 cm^2$ 胶布上，贴于耳穴上，稍加按压，每个穴按压 1～3min，4 次/天，3 天换药 1 次，每次贴 1 耳，双耳交替，10 次为 1 个疗程，如症状发作频繁者，随时按压穴位，以加强疗效。

对照组：用药物离子透入：选用药物骨质宁擦剂涂于患处，用离子透入机的铅版套隔棉垫，加湿后放在患处，20min/次，电流调节以患者能耐受为度，每 3 天离子透入 1 次，10 次 1 个疗程。

③治疗结果

疗效标准为显效：经治疗症状消失者；

有效：症状减轻者；

无效：经治疗症状没有改变为无效。

经过 3 个疗程的观察记录后，经统计学分析结果如下。

耳压治疗组：60 例中，显效者为 32 例，有效 24 例，无效 4 例，总有效率为 93.3%。

对照组：60 例中，显效 24 例，有效 30 例，无效 6 例，总有效率 90%。耳压治疗组有效率略高于对照组，经统计学处理 $P > 0.05$，说明两组疗效无明显差别。

④典型病例

姜某，女，19 岁，高三学生。就诊近半年来因学习紧张而出现头痛，头晕，颈部疼痛，眼部不适，看书时间稍长则恶心呕吐，曾到脑系科做全面检查无器质病变，仅 X 线提示颈椎生理曲度强直，服用"西比灵""眩晕停"等药，疗效不明显。该患者面临高考，经常因本病不能看书倍感痛苦。患者就诊时，根据其症状选用耳穴神门、交感、颈椎、皮质下、眼穴等穴位，每 3 天换药 1 次，嘱其 4 次/天按压穴位，经 1 个疗程治疗后，症状基本消失，为巩固疗效又连续治疗

1 个疗程，5 年来未有复发。

（3）耳针治疗小儿弱视

李某，男，5 岁，在幼儿园体检查出右眼弱视，家长带来询问有什么不用服药的治疗方法。我用耳压贴王不留行药籽的方法，经每周一次，每天按压穴位两次，双耳交替，经半年治疗，体检显示视力接近正常。

（4）耳针治疗麦粒肿病例

陆某，一位朋友的孩子，3 岁男孩，不爱吃蔬菜和水果，经常大便干燥，双眼交替起麦粒肿，严重时眼睑红肿伴随发烧。孩子不舒服到眼科就诊，医生只能采取手术切开引流的方法治疗，因为孩子小，需要在全身麻醉下进行手术，家长恐其术后影响智力，又不忍麦粒肿之苦于是来就诊。我采用耳尖放血疗法 3次，麦粒肿消失。

（5）耳针放血治疗小儿发热

我的学生的孩子两个月大，家长述那天孩子的父亲值夜班，把娘俩送到孩子奶奶家，奶奶家住城乡交界处交通不便，换新环境加上长辈给孩子洗澡后没有护理好，所以受凉，夜晚突然发烧 39.3℃。没有备小儿退烧药，学生情急之下想起我们临床给小儿退烧的方法，拿起家中测血糖的采血针，在孩子两耳角孙穴各自放血两滴，孩子的体温很快退到正常，家长非常高兴。学生后来描述，因为孩子小，面对自己的孩子不敢下手，结果还是比较满意。

3. 疗效分析

耳压、耳针、耳穴放血等疗法治疗失眠、颈椎病、小儿弱视、麦粒肿、小儿感冒发烧，操作简便，无毒副作用，疗效较高。而药物离子透入虽与本疗法的疗效无明显差异，但药物透入治疗时受时间、个人体质（皮肤耐受性）局限，服药、牵引等手段易产生依赖性及副作用，有的患者因长期服药而诱发胃溃疡、胃穿孔等。

（1）神门穴有安神镇痛、调节大脑皮层的作用，对患者表现失眠、心情抑郁或烦躁不安等症进行针对性治疗，实为治本之穴。

（2）交感穴有调节交感神经系统功能，选本穴为治疗失眠焦虑、颈椎痛。

（3）眼穴可使患者感觉眼睛明亮、精神倍增，帮助患者消除精神紧张、眼痛等症，使其视物清晰、反应敏捷。

（4）皮质下穴的选用，有益脑安神的作用，可消除疲劳，使之睡眠安稳。诸穴合用，共同完成活血止痛、宁心安神的功能。

（5）针刺颈椎穴为对症取穴，可缓解颈部疼痛，改善手臂麻木、冰冷等症，属治标之举；平时应注意劳逸结合，改变不良姿势。

（6）耳尖角孙穴点刺放血起到活血化瘀、消肿止痛的作用，在临床还经常用于小儿发热不退、暴发火眼等，效果可靠。针具可以用我们在家中测血糖所用的一次性采血针。

4. 耳针注意事项

（1）严格消毒，防止感染。耳郭暴露在外，结构特殊，血液循环较差，容易感染，且感染后易波及软骨，严重者可致软骨坏死、萎缩而导致耳郭畸变，故应重视预防。一旦感染，应立即采取相应措施，如局部红肿疼痛较轻，可涂2.5%碘酒，每日2~3次；重者局部涂擦四黄膏或消炎抗菌类的软膏，并口服抗生素。如局部化脓，恶寒发热，白细胞增高，发生软骨膜炎，当选用相应抗生素注射，并用0.1%~0.2%的庆大霉素冲洗患处，也可配合内服清热解毒剂，外敷中草药及外用艾条灸之。

（2）耳郭上有湿疹、溃疡、冻疮破溃等，不宜用耳穴治疗。

（3）有习惯性流产的孕妇禁用耳针治疗；妇女怀孕期间也应慎用，尤其不宜用子宫、卵巢、内分泌、肾等穴。

（4）对年老体弱者、有严重器质性疾病者、高血压患者，治疗前应适当休息，治疗时手法要轻柔，刺激量不宜过大，以防意外。

（5）耳针法亦可能发生晕针，应注意预防并及时处理。

（6）对肢体活动障碍及扭伤的患者，在耳针留针期间，应配合适量的肢体活动和功能锻炼，有助于提高疗效。

第五节　耳针疗法在临床中的应用

摘自周庆在天津针灸学会耳针分会的演讲稿

耳针疗法属于一种微针疗法，通过针刺刺激耳郭及耳背上特定的穴位，以达到防病治病的目的。中医理论认为：耳郭形如"胚胎倒影"，并认为耳穴在耳郭上的分布有一定的规律，一般与头脑、面部相应的耳穴多分布在耳垂和对耳屏，与上肢相应的耳穴多分布在耳舟，与躯体和下肢相应的耳穴多分布在对耳轮体部和对耳轮上下脚，与腹腔脏器相应的耳穴多分布在耳甲艇，与胸腔脏器相应的耳穴多分布在耳甲腔，与消化道相应的耳穴多分布在耳轮脚周围，与耳鼻咽喉相应的耳穴多分布在耳屏四周。三十多年来，本人采用耳穴沿皮透穴刺法，即利用毫针沿着皮下刺入，用一针贯穿两穴或某一穴区，治疗一些疼痛性疾病及肢体功能障等疾病方面，尤其是应用于耳郭的耳舟、对耳轮及其上下脚等部位，取得了见效迅速、治疗次数少、疗效巩固的满意效果。

耳针疗法泛指用针刺或其他方法刺激耳郭穴位以防治疾病的方法。通过望耳、触耳诊断疾病和刺激耳郭防治疾病的方法，在我国古代文献中早有记载。耳穴刺激方法除传统的毫针针刺外，还有电刺激法、埋针法、放血法、注射法、磁疗法、耳夹法、药敷法、贴膏法、压丸豆法、激光法等20多种。

《灵枢·口问》曰："耳者，宗脉之所聚也。"指出了耳与全身经脉、脏腑的密切联系。

针刺疗法：一般采用0.5寸的短柄毫针，常规消毒后，用左手固定耳郭，右手持针对准所选定的耳穴敏感点进针。进针深度应以耳郭局部的厚薄而定，一般刺入皮肤2~3分钟，以透过软骨但不穿透对侧皮肤为度。留针期间可间隔捻转数次以加强刺激。每日一次或隔日一次，连续10次为一疗程。此法可用于治疗临床各科多种疾病，尤其对疼痛性疾病效果显著。现已经由单纯针刺发展为埋针、温针、电针、水针、穴位离子透入、艾灸、割治和放血等多种方法。

一、耳针临床应用——几种常用方法

耳针临床常用的有下列几种方法。

1. 毫针法 即用毫针刺激耳穴以达到治疗疾病的方法。进针时，医生用左手拇食两指固定耳郭，中指托着针刺部位的耳背，这样既可掌握针刺的深度，又可减轻针刺时的疼痛，用右手持针，在选定的反应点或耳穴处进针，这种方法在临床比较常用。

2. 电针法 指将传统的毫针法与脉冲电流刺激相结合的一种方法。利用不同波形的脉冲电刺激，强化针刺耳穴的刺激作用，从而达到增强疗效的目的，凡适合耳针治疗的疾病均可采用。笔者在临床中治疗耳聋耳鸣，发病时间长、属于气滞血瘀的患者较常选用。

3. 埋针法 指将皮内针埋于耳穴内，作为一种微弱而持久的刺激，达到治疗目的的方法，具有持续刺激、巩固疗效等作用，适用于一些疼痛性疾病、慢性病，或因故不能每天接受治疗的患者，也可用于巩固某些疾病治疗后的疗效，这种方法是我们临床耳针医师传统的方法。我认为，目前的医疗形势下为做好自我保护，尽量不用埋针法。

4. 压籽法 指选用质硬而光滑的小粒药物种子或

药丸等贴压耳穴以防治疾病的方法，又称压豆法、压丸法，所选药豆包括王不留行药籽、莱菔子药籽、葶苈子药籽等，原理是在耳毫针、埋针治病的基础上产生的一种简易方法，不仅能收到与毫针、埋针同样的疗效，而且安全、无创、无痛，且能起到持续刺激的作用，易被患者接受。此法适用于耳针治疗的各种病症，特别适宜于老人、儿童、惧痛的患者和需长期进行耳穴刺激的患者。

5. 温灸法 指用温热作用刺激耳郭以治疗疾病的方法，有温经散寒、疏通经络的功效，多用于虚证、寒证、痹证等，温灸的材料可用艾条、艾绒、灯芯草、线香等。提示大家，温灸所选药物大多有一定的刺激气味，如果病人有哮喘、过敏的情况要禁用此方法。

6. 刺血法 用三棱针在耳郭皮肤上刺出血的治疗方法，有镇静开窍、泄热解毒、消肿止痛、去瘀生新等作用，用于实热、阳闭、瘀血、热毒等多种病症。孕妇、出血性疾病和凝血功能障碍者忌用，体质虚弱者慎用。笔者在临床多用于儿童、孕妇发热，咽喉肿痛，暴发火眼，麦粒肿等疾病，针到病除，效如桴鼓。

7. 水针法 即药物穴位注射法，用微量药物注入耳穴，通过注射针对耳穴的刺激，及注入药物的药理作用达到治疗疾病目的的方法。根据病情选用相应的注射药液，所用针具为1ml注射器和26号注射针头。使用本法应注意严格消毒，做到无菌操作；凡能导致过敏反应的药物，如青霉素、普鲁卡因，须先做皮肤过敏试验，阴性者方可使用；要了解所选药物的药理作用、禁忌证、有效期，对有较大副作用和刺激性，及超过有效期的药物都不使用。笔者在临床使用本方法治疗顽固耳鸣的患者，有一定的疗效。

8. 磁疗法　是用磁场作用于耳穴治疗疾病的方法，具有镇痛、止痒、催眠、止喘和调整植物神经功能等作用，适用于各类痛证、哮喘、皮肤病、神经衰弱、高血压、穴位测病等。磁疗方法在20世纪90年代有一定的流行趋势，包括两种方法，一是医生以特定的小磁球用橡皮膏贴在需要按压的穴位，原理与压籽法相同，缺点是磁疗药球成本比较高，且容易丢失；二是用磁疗笔在耳穴上探病并治疗，经过大量病例观察准确率较高，也有一定的治疗效果。

9. 按摩法　是在耳郭不同部位用手进行按摩、提捏、点掐以防治疾病的方法，常用的方法有自身耳郭按摩法和耳郭穴位按摩法。前者包括全耳按摩、手摩耳轮和提捏耳垂。全耳按摩，是用两手掌心依次按摩耳郭腹背两侧至耳郭充血发热为止；手摩耳轮，是两手握空拳，以拇食两指沿着外耳轮上下来回按摩至耳轮充血发热为止；提捏耳垂，是用两手由轻到重提捏耳垂 3~5 分钟。以上方法可用于多种疾病的辅助治疗和养生保健。

耳郭穴位按摩法是医生用压力棒点压或揉按耳穴，也可将拇指对准耳穴，食指对准与耳穴相对应的耳背侧，拇食两指同时掐按，此法可用于耳针疗法的各种适应证。

二、耳针适用范围

耳针在临床治疗的疾病很广，不仅用于治疗许多功能性疾病，而且对一部分器质性疾病，也有一定疗效。其适应证举例如下：

1. 各种疼痛性疾病　如对头痛、偏头痛、三叉神经痛、肋间神经痛、带状疱疹、坐骨神经痛等神经性疼痛；扭伤、挫伤、落枕等外伤性疼痛；五官、颅脑、胸腹、四肢各种外科手术后所产生的伤口痛；麻醉后的头痛、腰痛等手术后遗症，均有较好的止痛作用。笔者临床用于胆、肾结石疼痛和排石的辅助治疗。

2. 各种炎症性病症　如对急性结膜炎、中耳炎、牙周炎、咽喉炎、扁桃体炎、腮腺炎、气管炎、肠炎、盆腔炎、风湿性关节炎、面神经炎、末梢神经炎等，有一定的消炎止痛功效。临床用于结膜炎、麦粒肿、口舌生疮。

3. 一些功能紊乱性病症　　如对眩晕症、心律不齐、高血压、多汗症、肠功能紊乱、月经不调、遗尿、神经衰弱、癔症等，具有良性调整作用，促进病症的缓解和痊愈。

4. 过敏与变态反应性病症　　如对过敏性鼻炎、哮喘、过敏性结肠炎、荨麻疹等，能消炎、脱敏，改善免疫功能。

5. 内分泌代谢性病症　　如对单纯性甲状腺肿、甲状腺功能亢进、绝经期综合征等，有改善症状、减少药量等辅助治疗作用。笔者在治疗单纯性肥胖、糖尿病等疾病时用耳针控制患者的食欲，患者反映经针刺耳穴后改善饥饿感，减少了进食量。

6. 部分传染病症　　如对菌痢、疟疾、扁平疣等，有恢复和提高机体的免疫防御功能，加速疾病的治愈。

7. 各种慢性病症　　如对腰腿痛、肩周炎、消化不良、肢体麻木等，有改善症状、减轻痛苦的作用。耳针除上述病症外，还可用于针刺麻醉中（耳针麻醉），也可用于妇产科方面，如催产、催乳等。也能用于预防感冒、晕车、晕船，以及预防和处理输血、输液反应。还可用于戒烟、减肥，国外还用于戒毒等。大家在临床可能会见到更多的疾病种类。

三、治疗常见病选穴——治疗方法

1. 急性胃炎

（1）治则：疏肝理气，和胃止痛。

（2）取穴：胃、脾、肝、交感、神门。

（3）针刺方法：每次选2～3穴，留针15～30分钟。

2. 胃神经官能症

（1）治则：调经理气。

（2）取穴：胃、肝、神门、枕小神经。

（3）针刺方法：每次选用2～3穴，留针15～30分钟，或用苍耳子压穴。

3. 膈肌痉挛

（1）治则：理气降逆。

（2）取穴：膈、胃、肝。

（3）针刺方法：斜刺0.3寸，强刺激，留针10分钟。

4. 胃痉挛

（1）治则：解痉止痛。

（2）取穴：胃、交感、神门。

（3）针刺方法：斜刺 0.3 寸，强刺激，留针 15 ~
30 分钟。

5. 消化不良

（1）治则：健脾和胃。

（2）取穴：小肠、胃、胰、脾、神门。

（3）针刺方法：斜刺 0.3 寸，中刺激，留针 15 ~
30 分钟，或用苍耳子压穴。

6. 慢性肠炎

（1）治则：温阳健脾。

（2）取穴：大肠、小肠、脾、肾、内分泌。

（3）针刺方法：斜刺 0.3 寸，轻刺激，留针 30 分
钟 ~ 1 小时，或用苍耳子压穴。

7. 便秘

（1）治则：顺气行滞。

（2）取穴：大肠、直肠下段、肝。

（3）针刺方法：斜刺 0.3 寸，中刺激，留针 10 ~
20 分钟，或用苍耳子压穴。

8. 慢性胆囊炎

（1）治则：疏肝利胆。

（2）取穴：胆、肝、内分泌、交感、神门。

（3）针刺方法：斜刺 0.3 寸，每次取 2 ~ 3 穴，留

针 20 ~ 30 分钟，疼痛发作时用强刺激。

9. 糖尿病

（1）治则：清利肝胆。

（2）取穴：胰、肝、胆、脾、渴点、饥点、内分泌。

（3）针刺方法：斜刺 0.3 寸，轻刺激，留针 10 ~ 20 分钟，或用苍耳子压穴。

10. 支气管炎

（1）治则：祛风散寒，宣肺化痰。

（2）取穴：支气管、肺、神门、肾上腺。

（3）针刺方法：斜刺 0.3 寸，中刺激，留针 15 ~ 30 分钟。

11. 哮喘

（1）治则：宣肺散寒，化痰平喘。

（2）取穴：肺、肾、脾、平喘、肾上腺。

（3）针刺方法：斜刺 0.3 寸，轻刺激，留针 15 ~ 30 分钟，或用苍耳子压穴。

12. 伤风感冒

（1）治则：祛风解表。

（2）取穴：内鼻、咽喉、气管、肺、肾上腺。

（3）针刺方法：每次取 2 ~ 3 穴，两耳交替，斜刺 0.3 寸，中刺激，留针 10 ~ 20 分钟。

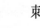

13. 胸胁痛

（1）治则：疏肝理气。

（2）取穴：交感、心、胸、肝、胆。

（3）针刺方法：斜刺 0.3 寸，中刺激，留针 15 ~ 30 分钟。

14. 高血压

（1）治则：平肝潜阳。

（2）取穴：降压沟、交感、心、肝、神门。

（3）针刺方法：降压沟点刺放血，继而直刺其余四穴，轻刺激，留针 10 ~ 20 分钟。若血压持续高于正常，可用苍耳子压穴法。

15. 心律失常

（1）治则：养血安神。

（2）取穴：心、交感、神门、皮质下。

（3）针刺方法：斜刺 0.3 寸，轻刺激，留针 15 ~ 30 分钟。

16. 缺铁性贫血

（1）治则：健脾、益气、养血。

（2）取穴：肝、脾、胃、小肠、内分泌。

（3）针刺方法：车前子压穴，长时间刺激。

17. 冠心病

（1）治则：通阳宣痹。

（2）取穴：心、肾、交感、内分泌、肾上腺、皮质下。

（3）针刺方法：每次选 2 ~ 3 穴，斜刺 0.3 寸，轻刺激，留针 20 ~ 40 分钟。

18. 头痛

（1）治则：祛风散寒。

（2）取穴：枕、额、神门、肺、皮质下。

（3）针刺方法：斜刺 0.3 寸，中刺激，留针 30 分钟 ~ 1 小时。如头痛顽固者，强刺激，捻针 2 分钟左右，也可在找到有效刺激点后埋针 1 ~ 7 天。若偏头痛者加太阳穴。

19. 失眠

（1）治则：安心神，调肝肾。

（2）取穴：神门、皮质下、心、肝、肾。

（3）针刺方法：斜刺 0.3 寸，轻刺激，留针 15 ~ 30 分钟，或在有效刺激点埋针 1 ~ 7 天。

20. 头晕

（1）治则：平肝熄风。

（2）取穴：肝、心、神门、交感、太阳。

（3）针刺方法：斜刺 0.3 寸，轻刺激，留针 15 ~ 30 分钟，在肝、太阳穴间歇捻针 2 ~ 5 次。

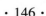

21. 中暑

（1）治则：清泄暑热。

（2）取穴：枕、心、肾上腺。

（3）针刺方法：斜刺 0.3 寸，强刺激，留针 5 分钟，重捻针 3~5 次。

22. 癫痫

（1）治则：镇惊醒脑。

（2）取穴：神门、心、枕、肾上腺。

（3）针刺方法：斜刺 0.3 寸，中刺激，留针 30 分钟~1 小时，亦可在有效刺激点埋针 1~7 天。若突然发作，用强刺激，连续捻针，醒后即起针。

23. 神经性失语

（1）治则：疏经通络。

（2）取穴：舌、上耳根。

（3）针刺方法：斜刺 0.3 寸，中刺激，留针 30 分钟~1 小时，间歇捻针 3~5 次，或皮下埋针 1~7 天。

24. 面肌痉挛

（1）治则：疏导患部经气。

（2）取穴：面颊部、神门、心、肝。

（3）针刺方法：斜刺 0.3 寸，强刺激，留针 30 分钟~1 小时，间歇捻针 3~5 次，或皮下埋针 1~7 天。

25. 精神分裂症

（1）治则：清心通窍，豁痰降浊。

（2）取穴：神门、心、脾、枕、胃。

（3）针刺方法：斜刺0.3寸，中刺激，留针30分钟～1小时，神门、心穴间歇捻针3～5次。也可在有效刺激点埋针1～7天。

26. 尿频

（1）治则：补肾壮阳，通利水道。

（2）取穴：膀胱、肾、肾上腺、尿道、睾丸、神门。

（3）针刺方法：斜刺0.3寸，轻刺激，留针30分钟～1小时，或用苍耳子压穴，持续刺激。

27. 输尿管结石

（1）治则：疏通水道。

（2）取穴：输尿管、膀胱、肾、交感。

（3）针刺方法：斜刺0.3寸，中刺激，留针30分钟～1小时，或在有效刺激点埋针1～7天。

28. 前列腺炎

（1）治则：利水培元。

（2）取穴：尿道、外生殖器、肾、肺、内分泌、肾上腺。

（3）针刺方法：每次选2～3穴，交替使用，轻刺激，留针 30 分钟～1 小时，轻捻针 3～5 次，或用车前子压穴、长时间刺激。

29. 阳痿、早泄

（1）治则：补肾壮阳。

（2）取穴：肾、肾上腺、外生殖器、内分泌、睾丸、神门。

（3）针刺方法：每次选 2～3 穴，交替使用，轻刺激，留针 1～2 小时，也可在有效刺激点皮下埋针。

30. 尿潴留、尿失禁

（1）治则：行运下焦，调节膀胱。

（2）取穴：膀胱、尿道、交感、肾、外生殖器、神门。

（3）针刺方法：每次选 3～4 穴，交替使用，中刺激，留针 5～15 分钟，间歇捻针 3～5 次。

31. 急性扁桃体炎

（1）治则：清热利咽。

（2）取穴：扁桃体、咽喉。

（3）针刺方法：斜刺 0.3 寸，强刺激，留针 5～15 分钟，间歇捻针 3～5 次。

32. 急性乳腺炎

（1）治则：通利乳道，清泄热毒。

（2）取穴：乳腺、胸、枕、内分泌。

（3）针刺方法：斜刺 0.3 寸，中刺激，留针 10 ~ 20 分钟，乳腺、胸穴间歇捻针 3 ~ 5 次。

33. 痛经

（1）治则：疏通胞宫经气。

（2）取穴：子宫、卵巢、交感、内分泌、肾、肝、神门。

（3）针刺方法：每次选 3 ~ 4 穴，交替使用，强刺激，留针 15 ~ 30 分钟，间歇捻针 5 次。

34. 月经不调

（1）治则：调节冲任。

（2）取穴：卵巢、肾、内分泌、子宫。

（3）针刺方法：斜刺 0.3 寸，轻刺激，留针 15 ~ 30 分钟，轻捻针 1 ~ 3 次，或车前子压穴长时间刺激。

35. 子宫脱垂

（1）治则：补气升提。

（2）取穴：子宫、外生殖器、肾、肾上腺。

（3）针刺方法：斜刺 0.3 寸，轻刺激，留针 30 分钟 ~ 1 小时，轻捻针 3 ~ 5 次。或在有效刺激点皮下埋针 1 ~ 7 天。

36. 牙痛

（1）治则：疏通患部经气。

（2）取穴：牙痛点、神门、胃。

（3）针刺方法：斜刺 0.3 寸，强刺激，间歇捻针，疼痛缓解后即起针。

37. 耳鸣

（1）治则：育阴潜阳，疏导耳部经气。

（2）取穴：肾、肾上腺、枕、内耳、外耳。

（3）针刺方法：每次取 2 ~ 3 穴，交替使用。轻刺激，留针 1 ~ 2 小时。或在有效刺激点皮下埋针 1 ~ 7 天。

38. 过敏性鼻炎

（1）治则：宣肺通鼻窍。

（2）取穴：内鼻、肾上腺、肺、额、交感。

（3）针刺方法：每次选 2 ~ 3 穴，交替使用，中刺激，留针 15 ~ 30 分钟，内鼻、肺穴间歇捻针 3 ~ 5 次。

39. 结膜炎

（1）治则：疏泄风热。

（2）取穴：肝、眼、目。

（3）针刺方法：斜刺 0.3 寸，强刺激，留针 5 ~ 15 分钟，轻捻针 1 ~ 3 次。

40. 青光眼

（1）治则：祛风明目。

（2）取穴：肝、眼、目、降压沟。

（3）针刺方法：斜刺 0.3 寸，中刺激，留针 15 ~ 30 分钟。降压沟点刺出血，隔 2 ~ 3 天一次。

41. 荨麻疹

（1）治则：祛风止痒。

（2）取穴：肺、肝、心、上背。

（3）针刺方法：上背穴点刺放血后起针，斜刺肺、肝、心穴 0.3 寸，中刺激，留针 5 ~ 15 分钟，轻捻针 3 次。

42. 颈椎病

（1）治则：疏经通络。

（2）取穴：颈、枕、肘、腕。

（3）针刺方法：斜刺 0.3 寸，中刺激，留针 30 分钟 ~ 1 小时，间歇捻针 3 ~ 5 次。

43. 肩周炎

（1）治则：疏经通络，滑利关节。

（2）取穴：肩、枕。

（3）针刺方法：疼痛剧烈时，斜刺 0.3 寸，强刺激，间歇捻针，疼痛缓解后起针。慢性疼痛者用车前子压穴，或皮下埋针。

44. 急性腰扭伤

（1）治则：活血化瘀，疏经通络。

（2）取穴：腰椎。

（3）针刺方法：直刺 0.3 寸，强刺激，间歇捻针，并同时让病者缓慢做腰部屈伸活动，疼痛缓解后起针。

45. 坐骨神经痛

（1）治则：疏导经气。

（2）取穴：坐骨神经点、膝、踝、腰椎。

（3）针刺方法：直刺 0.3 寸，中刺激，留针 15 ~ 30 分钟，间歇捻针 3 ~5 次，或皮下埋针 1 ~7 天。

46. 踝关节扭伤

（1）治则：活血止痛。

（2）取穴：踝。

（3）针刺方法：直刺 0.3 寸，强刺激，间歇捻针，并同时活动踝关节。

四、耳针注意事项及禁忌

1. 严格消毒，防止感染。耳郭暴露在外，结构特殊，血液循环较差，容易感染，且感染后易波及软骨，严重者可致软骨坏死、萎缩而导致耳郭畸变，故应重视预防。一旦感染，应立即采取相应措施，如局部红肿疼痛较轻，可涂碘酒，每日 2 ~3 次；重者局部涂擦四黄膏或消炎抗菌类的软膏，并口服抗生素。如局部化脓，恶寒发热，白细胞计数增高，发生软骨膜炎，当选用相应抗生素注射，并用庆大霉素冲洗患处，也可配合内服清热解毒剂，外敷中草药及外用艾条。

2. 耳郭上有湿疹、溃疡、冻疮破溃等，不宜用耳穴治疗。

3. 有习惯性流产的孕妇禁用耳针治疗；妇女怀孕期间也应慎用，尤其不宜用子宫、卵巢、内分泌、肾等穴。

4. 对年老体弱者、有严重器质性疾病者、高血压患者，治疗前应适当休息，治疗时手法要轻柔，刺激量不宜过大，以防意外。

5. 耳针法也可能发生晕针，应注意预防并及时处理。

6. 对肢体活动障碍及扭伤的患者，在耳针留针期间，应配合适量的肢体活动和功能锻炼，有助于提高疗效。

五、耳针疗法治疗疾病经验举隅

（一）耳压、耳针疗法治疗病例

1. 耳压疗法治疗颈椎病

笔者对 60 例颈椎病患者进行耳穴压药治疗，采用药物离子透入方法治疗，进行对比观察，现总结如下。

（1）临床资料

治疗组：男 34 例，女 26 例，年龄最大 67 岁，最小 19 岁。对照组：男 23 例，女 37 例，年龄最大 70 岁，最小 21 岁，两组病例均为门诊收治的病人。

（2）治疗方法

对应诊患者逐一登记，经 X 线诊断，或 CT、MRI 确诊为颈椎病后，随机分成治疗组和对照组。

耳压治疗组　耳穴压药取穴：神门、交感、颈椎、皮质下、眼等，如兼有其他疾病配加其他穴。肥胖者加内分泌、胃穴等，兼高血压加降压沟，兼心脏病加心穴等。方法：将王不留行药籽 1 粒固定于 $0.5cm^2$ 胶布上，贴于耳穴上，稍加按压，每个穴按压 1~3min，4 次/天，3 天换药 1 次，每次贴 1 耳，双耳交替，10 次为 1 个疗程，如症状发作频繁者，随时按压穴位，以加强疗效。

对照组　用药物离子透入：选用药物骨质宁擦剂涂于患处，用离子透入机的铅版套隔棉垫，加湿后放在患处，20min/次，电流调节以患者能耐受为度，每 3 天离子透入 1 次，10 次 1 个疗程。

（3）治疗结果

疗效标准为显效：经治疗症状消失者。

有效：症状减轻者。

无效：经治疗症状没有改变。

经过 3 个疗程的观察记录后，经统计学分析结果如下。

耳压治疗组：60 例中，显效者为 32 例，有效 24 例，无效 4 例，总有效率为 93.3%。

对照组：60 例中，显效 24 例，有效 30 例，无效 6 例，总有效率 90%。耳压治疗组有效率略高于对照组，经统计学处理 $P > 0.05$，说明两组疗效无明显差别。

（4）典型病例三则

例 1：姜某，女，19 岁，高三学生。就诊近半年来因学习紧张而出现头痛，头晕，颈部疼痛，眼部不适，看书时间稍长则恶心呕吐，曾到脑系科做全面检查无器质病变，仅 X 线提示颈椎生理曲度强直，服用"西比灵""眩晕停"等药，疗效不明显。该患者面临高考，经常因本病不能看书倍感痛苦。患者就诊时，根据其症状选用耳穴神门、交感、颈椎、皮质下、眼穴等穴位，每 3 天换药 1 次，嘱其 4 次/天按压穴位，经 1 个疗程治疗后，症状基本消失。为巩固疗效又连续治疗 1 个疗程，5 年来未有复发。

例 2：杨某，男，42 岁，教师。患者有颈椎病史多年，经常颈部疼痛、沉痛，靠转摇头部以缓解症状，采用多种治疗法治疗，效果都不理想。经用本法治疗6次后，症状全部消失，已能正常授课，随访3年无复发。

例3：李某，男，5岁，我同事孩子，在幼儿园体检查出右眼弱视，家长带来问有什么不用服药方法，我用耳压贴王不留药子的方法经每周一次，每天按压穴位两次，双耳交替，经半年治疗体检视力提升接近正常。

2. 耳针疗法治疗颈椎病及其他疾病——耳针针刺、耳穴放血

例1：耳针治疗颈椎病病例。患者为24岁女孩，经常伏案写稿件，所以常常感到脖子不舒服，严重时波及眼睛，头痛头晕。我采用耳针取颈椎穴（点位置），针刺一次症状明显减轻。

例2：耳针治疗麦粒肿病例。陆某，一位朋友的3岁男孩，不爱吃菜和水果，经常大便干燥，双眼交替起麦粒肿，严重时眼睑红肿伴随发烧。孩子不舒服到眼科就诊，医生只能采取手术切开引流方法治疗，因为孩子小需要全身麻醉，家长恐其术后影响智力，又不忍麦粒肿之苦来就诊。我采用耳尖放血疗法3次，麦粒肿消失。

例3：我的学生的孩子两个月大，家长述那天孩

子的父亲值夜班，把娘俩送到孩子奶奶家。奶奶家住城乡交界处，交通不便，换新环境加上长辈给孩子洗澡后没有护理好，所以导致孩子受凉，夜晚突然发烧39.3℃。没有备小儿退烧药，学生情急之下想起我们临床给小儿的退烧方法，拿起家中测血糖的采血针，在孩子两耳角孙穴各自放血两滴，孩子的体温很快退到正常，家长非常高兴。学生后来描述，因为孩子小，面对自己的孩子不敢下手，但结果还是比较满意。

3. 疗效分析

耳压、耳针、耳穴放血等疗法治疗颈椎病、麦粒肿操作简便，无毒副作用，疗效较高，而药物离子透入虽与本疗法的疗效无明显差异，但药物透入治疗时受时间、个人体质（皮肤耐受性）局限，服药、牵引等手段易产生依赖性及副作用，有的患者因长期服药而诱发胃溃疡、胃穿孔等。

（1）按压所选穴位：神门穴有安神镇痛，调节大脑皮层的作用，对患者出现烦躁不安等症进行针对性治疗，实为治本之穴；交感穴有调节交感神经系统功能，选本穴为治疗颈痛、眼痛等症；眼穴可使患者感觉眼睛明亮、精神倍增，帮助患者消除精神紧张，使其视物清晰、反应敏捷；皮质下穴的选用，有益脑安神的作用，可消除疲劳，使之睡眠安稳。诸穴合用，共同完成活血止痛、宁心安神的功能。

（2）针刺颈椎穴为对症取穴，可缓解颈部疼痛、改善手臂麻木、冰冷等症，属治标之举，平时应注意劳逸结合，改变不良姿势。

（3）耳尖角孙穴点刺放血起到活血化瘀、消肿止痛的作用，在临床还经常用于小儿发烧不退、暴发火眼等，效果可靠。针具可使用我们在家中测血糖所用的一次性采血针。

我曾在天津电视台《百医百顺》节目中给大家介绍过，在耳朵周围的穴位进行微针刺激，可治疗小儿发烧，包括成年人的麦粒肿、暴发火眼，有很多观众反馈效果特别好。

（二）耳针治疗失眠、抑郁症

1. 失眠

失眠是我们每个人都有可能发生的一个常见症状，多由情绪不畅、所欲不达、思虑过度或兼有身体其他器官疾病所致，短期人们还可以承受，长期会给人体造成不可逆转的伤害，比如：身体抵抗力下降、精力不集中，甚至导致焦虑、抑郁、妄想等严重后果。

2. 中老年抑郁症、产后抑郁症、更年期综合征

（1）治则：安心神，调肝肾。

（2）取穴：神门、皮质下、心、肝、肾、耳迷根等。

（3）针刺方法：斜刺 0.3 寸，轻刺激，留针 15 ~ 30 分钟，或在有效刺激点埋针 1 ~ 7 天。

3. 病例二则

（1）卢某，女，49 岁，就诊时述心悸、失眠 3 年多，月经周期紊乱，经常怀疑自己患有不治之症，导致体重减轻。西医诊断为焦虑症，经中医辨证采用耳针配合中药治疗，效果显著。患者自述因恐惧针灸只服汤药，焦虑、失眠改善不如两者结合效果佳。

（2）刘某，女，24 岁，产后 3 月，以头晕为由就医，家属代述患者自产后头晕、失眠而至焦虑，家属带其到心理医生处就诊，医生为其开具系列药物，症状不见缓解。询问患者，了解其纠结服西药会不会影响孩子喂奶等等问题，经中医辨证采用耳针配合中药治疗，已经见到成效。

综上，耳针的治疗效果不可否认，有其存在的价值，在临床上能够有助于配合中医的整体辨证论治，在选穴上根据辨证对症治疗。

——摘自中国针灸学会天津耳针学会讲稿

第四章　访谈篇

第一节　中医在老年抑郁症的防治对策

《天津中老年时报》记者于某某

　　周庆，主任医师，现任河西下瓦房社区卫生服务中心主任。善用中医整体辨证观对临床疾病进行归纳分析，找出疾病发生发展的内在联系，通过对病因病机的综合分析，做出明确的诊断，制定符合每一个患者个体的诊疗方案。近二十五年来，周庆主任潜心钻研中医综合疗法治疗老年抑郁症，摸索出一整套适合社区卫生服务中推广应用的治疗老年抑郁症的综合方法，在临床实际应用中取得良好的治疗效果。

　　近年来随着人们生活节奏的加快，社会竞争的日益激烈，人们所承受的心理压力越来越大，绝大多数人能够合理释放和缓解来自各方面的心理压力，但仍有部分人不能正确处理这种压力，特别是老年人心理压力的增大，产生了一系列如焦虑、抑郁或烦躁等心理障碍症状，影响了正常的生活和健康，给自己和家庭带来了痛苦。其中，抑郁症便是最常见的心理障碍之一。

一、正确认识抑郁症

抑郁症是以持久的心境低落状态为特征的神经症性障碍，常伴有焦虑、躯体不适感和睡眠障碍。抑郁症具有反复发作的倾向，间歇期精神正常，不残留人格缺陷，虽可多次发作，但无精神衰退之虑。抑郁症的悲惨结局之一是自杀，有15%～20%的患者以自杀来结束自己的生命。世界卫生组织公布的最新资料显示，在未来的20年中，抑郁症会出现上升趋势，全世界抑郁症发病率为3.1%，当前全球有抑郁症患者3.4亿左右，大约每20人就有1人曾患过抑郁症，有13%～17%的人一生中曾有一次抑郁时间。抑郁症是目前世界上最易致残的疾病之一，全球疾病负担调查估计，到2020年抑郁症将仅次于缺血性心脏病，成为全球第二位威胁人类健康，增加经济负担的疾患。

抑郁症虽属于西医病名，但多数医家和学者认为应归属于中医学"郁证"范畴，属情志病范畴，散见于古医籍中癫狂、脏躁、百合病、郁证、惊悸、怔忡、头痛、奔豚气、不寐、卑慄等病中，现临床多按"郁

中医传承人

周庆

证"（郁病）诊治。

中医认为抑郁症的发病原因是由于肝主疏泄，肝气被郁，出现气郁痰结，病根在肝；而忧郁不解，心气耗伤，气血亏损，不能奉养心神，病根在心；而因暴怒伤肝，肝胆气逆，郁火乘胃，结为痰火，痰火上扰，蒙蔽心窍，造成神志逆乱而发病，病根在脾、肾，而肝、心、脾等脏腑功能失调而不能完成本身应有的功能，导致阴阳失调，内环境紊乱。

二、老年抑郁症的表现和诊断

1. 老年抑郁症发病特点

一是疑病性：即疑病症状。表现为以自主神经症状为主的躯体症状。大约 1/3 的老年组病人以疑病为抑郁症的首发症状，尤其便秘、胃肠不适是此类病人最常见也是较早出现的症状之一。所以，对正常躯体功能的过度注意，对轻度疾病的过分反应，应该考虑到老年抑郁症的问题。二是激越性：即焦虑激动。焦虑激越往往是比较严重的抑郁症的继发症状，也可能成为病人的主要症状，表现为失眠、焦虑恐惧、终日担心自己和家庭将遭遇不幸、大祸临头、搓手顿足、坐卧不安、惶惶不可终日，以致企图自杀。三是隐匿性：许多抑郁的老年病人表现否认各种躯体症状，而情绪障碍很容易被家人忽视，直到发现老人有自杀企图或行为时方到精神科就诊。四是迟滞性：即抑郁症的行为阻滞。多数老年抑郁症患者表现为闷闷不乐，愁眉不展，兴趣索然，思维迟缓，对提问常不立即答复，屡问之，才以简短低弱的言语答复，思维内容贫乏。五是妄想性：统计发现，60岁以后起病的抑郁症比60岁以前发病者有较丰富的妄想症状，结论是妄想性抑郁症倾向于老年人。六是抑郁症性假性痴呆：即可逆性的认知功能障碍，抑郁症假性痴呆常见于老年人，这种认知障碍经过抗抑郁治疗可以改善。七是自杀倾向：老年期抑郁症自杀的危险性比其他年龄组大得多，自杀往往发生在伴有躯体疾病的情况下，且成功率高。八是季节性：老年抑郁症具有季节性情感障碍的特点。由此可见，老年期抑郁症的临床表现具有比较明显的特殊性，这是由老化过程的心理和生理变化所致。

2. 典型症状

抑郁是以显著的心境低落为主要特征，对平时感到愉快的活动丧失兴趣或愉快感的一种心境状态。抑郁心境是一种常见的正常情绪体验，但严重的抑郁发作与正常的情绪抑郁不同，其状态较重，持续时间较久。还有一些特征性症状，如睡眠障碍。

最常见的情绪、行为、躯体典型症状有：

（1）显著的抑郁心境，晨重暮轻。

（2）丧失兴趣或愉快感。

（3）自信心下降或自卑。

（4）无价值感和内疚感。

（5）感到前途黯淡。

（6）有自伤或自杀的观念或行为。

（7）睡眠障碍，早醒为特征之一。

（8）进食障碍。

（9）性欲减退。

（10）精力下降，容易感到疲劳，活动减少。

（11）注意力集中困难或下降。

3. 非典型症状

抑郁症的临床表现有较大的个体差异，以下为非典型症状。

（1）心境改变：随着好事情发生而好转或减轻。

（2）非典型症状（出现2种或2种以上表现）。

①食欲增加或体重明显增加。

②睡眠增加（比不抑郁时至少增加2个多小时）。

③感到四肢沉重或有铅样感觉，有时会持续数小时之久。

④个性增强，在与他人交往被拒绝时表现特别敏感，以致使社交能力受损。

三、中医对老年期抑郁症的治疗

按中医学观点，抑郁症主要是肝、心、脾三脏受累及气血失调而成。肝失疏泄，脾失运化，心神失常，脏腑阴阳气血失调是抑郁症总的发病机制。中医治疗抑郁症主要是采用整体辨证施治，通过找到病因、病根，确定脏腑邪正关系，作为辨证论治的依据，然后根据不同患者的病情特点、发病因素、年龄、发病时间、性格特征、有无遗传等情况制定不同的治疗原则。

中医治疗抑郁症侧重在从根本治疗，根据患者的病情特点，以疏肝以利气、健脾以豁痰、养心以益气、滋肾开窍为治疗原则，提高机体抵抗力，在"益气补心，健脾，滋肝肾"等治本的同时消除致病因素，防止疾病复发。一是临床多选用柴胡舒肝散、加味黄连温胆汤、柴胡加龙骨牡蛎汤、甘麦大枣汤、百合地黄汤等；二是配合针刺百会、四神聪、人中、脐周八穴、足三里、内关、太冲等穴；三是配合中医传统的膏、丹、丸、散，内、外合治，如临床上用五脏气机膏贴敷特殊穴位，释放药物达到治疗作用。如贴敷神阙穴、膻中穴、足三里，通过经络循行到达特定的脏腑，从而达到根本治疗的目的；四是在医生指导下配合适当运动。

四、老年人抑郁症的预防要领

1. 身躯疾病　更年期和各种慢性疾病是中老年人身心康健的天敌，也是诱发中老年抑郁症出现的主要原因之一。因此，想要预防中老年抑郁症出现，就要对已发现的各种身躯痛苦加以有效治疗，经由过程缓解身躯痛苦，来减少抑郁压力。

2. 学会放松　中老年人对事物的看法，可能由于更深入而更显在意，很多工作在年轻人看来没什么，可中老年人却十分敏感，并为此焦虑不安，这很可能诱发中老年抑郁症的出现，预防对策就是学会看开。另外，中老年人对子女的过度关心和爱护，使得他们对儿女出现的很多事都亲自过问、担忧，同时又为自己帮不上忙而焦急，这也容易导致中老年抑郁症出现，预防对策就是放手。

3. 学会快乐　中老年朋友要知道，快乐不是别人给予的，而是需要自己去创造。多到户外散散步、晒晒阳光，多与老朋友聊聊天，多造就一些让自己开心的爱好，都可以愉悦心情，使自己快乐起来，这也是预防中老年抑郁症的法宝。

五、几种抑郁症最新的治疗方法

1. 阳光及运动　抑郁症患者厌烦人世，对生活中的一切都不感兴趣，多接受阳光的照射可使患者亲近大自然，再加之适量的体育运动，抑郁症患者的心情会得到意想不到的放松。

2. 心理治疗 心理疗法是一种能够从根本上解决抑郁症的治疗方法，主要通过改变患者不恰当的思维方式和行为习惯来缓解、治疗抑郁症状。

3. 药物治疗 用来改变抑郁症患者的脑部神经化学物质的不平衡，包括抑郁剂、镇静剂、安眠类药物等。目前，临床上常采用药物治疗为主、心理治疗为辅的抑郁症治疗方法。

4. 良好的生活习惯 规律、安定的生活方式是抑郁症患者最需要的，早睡早起，身心愉悦地对待每一天的生活，会让抑郁者患者逐渐改变消极、厌世的生活态度，让患者以积极乐观的态度生活。

5. 中医治疗优势 中医药治疗抑郁症是使用中国的传统医学治疗，是中华民族经过长期医疗实践的积累和总结。我国中医药典籍虽然没有明确记载抑郁症，但在中医发展的进程中治疗老年抑郁症方面有着丰富的经验。中医药治疗老年抑郁症最大的优势是疗效稳定，毒副作用小，愈后不易复发等，因此在治疗老年抑郁症方面有一定的存在价值，为中华民族的健康和繁衍做出了重要贡献。

六、家人要关爱抑郁症老人

1. 要关爱抑郁症老人　在家庭中对患有抑郁症的老人，尤其是晚辈，要给予老人更多的关爱，轮流陪老人说说话，要和老人说一些他们爱听的人和事，让老人认识到家里不管是大人还是小孩，都在关心他爱护他，感到家庭的温馨，这样使患有抑郁症的老人从心理上得到安慰和支持，树立起战胜疾病的信心和勇气。

2. 要鼓励抑郁症老人参加娱乐活动　抑郁症的老人对任何事物不感兴趣，家人应认识到抑郁症与不良的性格有关，要想办法让抑郁症的老人参加丰富多彩的文体娱乐活动，如陪老人一块儿外出散步、跳健身舞，动员老人一起吹拉弹唱、练习书法绘画、学习养草种花，让老人去上老年大学丰富业余知识，可为老人与其他人之间架起一座相互沟通的桥梁，增加人与人之间的感情交流，使他们体会到人间的温暖，体会到社会、家庭仍需要他们，扫除抑郁情绪的阴霾，增强战胜病魔的勇气。

3. 要帮助抑郁症老人建立新的生活方式　家人要加强对病人的心理护理和日常的生活护理。要让抑郁症老人按时作息，生活要有规律，按时进餐，并注意饮食清淡而富有营养；勤洗澡，衣服要勤换洗，保持室内清洁卫生。重新唤起抑郁症老人对生活的乐趣，摆脱抑郁症的困扰，扬起生命的风帆。

七、典型病例

病例1：王某，女，65岁，自爱人去世后，患者自觉生活失去乐趣，每日失眠，羞于见人，几度产生轻生之念。家人带其到医院精神科就诊，确诊为老年抑郁症，经西医治疗病情略有好转，但每因情绪刺激则症状反复。就诊时可见神情淡漠，面色苍黄，对医生提问，回答语声低怯，语速缓慢。问诊得知其不思饮食，咽中有异物感，咳之不出，咽之不下，偶有少量痰涎咯出。二便尚可，观其舌脉见舌淡胖大有齿痕，舌苔白腻，脉象弦细，综其舌脉证候认为证属肝郁脾虚，痰浊上蒙清窍，治以疏肝解郁，健脾祛湿，豁痰开窍，方选温胆汤加味：陈皮20g、半夏10g、茯苓12g、炙甘草30g、郁金20g、金礞石50g、竹茹10g、佩兰30g、石菖蒲20g、远志20g等；治疗选用针刺百会、四神聪、印堂、人中穴，强刺激见眼睛潮湿为度。腹针选用脐周八穴，并配以祛痰湿之脐疗膏敷于脐部，再用神灯治疗仪照射。经治疗3个疗程后，患者已恢复正常。

病例2：张某，男，70岁，就诊时自述平素身体健康，近一年来自觉周身不适，耳鸣眩晕，失眠健忘，心烦易怒，口苦咽干，悲观厌世，不愿与人接触，经仔细询问得知家中子女婚姻变故，几经调节无果，故忧患成疾。望诊可见患者体型偏瘦，舌红苔薄黄，脉弦细略数，综其舌脉证候认为证属肝郁化火，治以疏肝解郁，清泻内热，方用丹栀逍遥散加减，配合针灸、脐疗、舌针等方法治疗2个疗程后症状消失，半年后经随访未见反复。

体会：老年抑郁症的主要病因是情志不遂致病，无论其表现如何，其首先殃及的脏器是肝脏，所以治疗本病的主攻方向应首选疏肝解郁，再兼顾其他，只有标本兼治才能收到良好的疗效，治疗的同时一定要配以心理治疗。中西医结合的综合疗法是每一位临床医生选择的有效方法，这样既可以克服单纯西药治疗造成的副作用，又可以缩短病程。中医治疗要运用现代化检测手段和学习西医的心理疗法，才能在治疗老年抑郁症中发挥更大的作用。

——摘自《中老年时报》2010年6月11日于璐璐记者采访稿

第二节　暑期当令　健康减肥进行时

《中老年时报》2014 年 7 月 11 日冯记者采访稿

　　暑期来临，又是莘莘学子面临升学、择业的人生关键时刻，因学子备考期间经常挑灯夜战，作息混乱，家长恐其饥饿常备大量高热食物，导致其体重突飞猛进。许多成绩优秀的学子虽然在面对新的环境新的挑战面前信心满满，但对自身的形体却心怀忐忑，减肥便被排到了议事日程。中医减肥因为其科学有效无毒副作用，受到学子们青睐，他们想通过减肥达到以亮丽的形象和阳光的心情进入新的环境。

一、数据表明

　　截至 2010 年，全国 18 岁及以上居民超重率达32.1%，肥胖率达 9.9%，城市居民超重率和肥胖率均高于农村，肥胖已成为全球引起死亡的第五大风险。世界卫生组织研究报告，肥胖使 2 型糖尿病、胆囊疾病、血脂异常、气喘和睡眠中阻塞性呼吸暂停的风险显著增加，使冠心病、高血压、骨关节病、高尿酸血症和痛风、脂肪肝的相对风险度增大 2 至 3 倍。年轻的学子们因在学习期间进食过量、运动量小，大多数

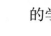

属于单纯性肥胖。

二、中医减肥优势

中医减肥即利用中医辨证施治的原理，从脏腑辨证分析认为肥胖主要与肝脾肾三脏的功能有关，通过针灸等方法可以达到调理脏腑，使肝脾肾三脏之功能恢复正常。从调整内分泌入手，通过针灸、拔罐、理疗、药物、食疗等综合治疗，对肥胖者的神经和内分泌功能进行调整，实现减轻体重的目的。

中医理论认为肥胖的发生原因多与"湿、痰、虚"有关，其根本原因是阴阳平衡失调。而中医针灸、拔罐则能够由内而外地调整人体，从调节内分泌入手，对肝、脾、肾、心脏、肺及三焦等进行调节，通过气血津液的作用来完成机体的统一，达到减肥的目的。

针灸是中国传统医学宝库中的一朵奇葩，在调理肥胖中也能发挥重要的作用。针灸减肥的机理主要是调整人体的代谢功能和内分泌功能，通过刺激经络腧穴来调整下丘脑—垂体—肾上腺皮质和交感—肾上腺髓质两大系统功能；可以加快基础代谢率，由此提高脂肪循环，产生了热量，使积存的脂肪消耗掉，进而调整、改善人体自身平衡。

笔者采用脐周八穴，分别为滑肉门、天枢、外陵、水分、阴交。天枢位于胃经，大肠的募穴，可行气活血通便，是减肥要穴。外陵、滑肉门为腹部主要肥胖部位，可加强局部津液代谢。水分、阴交具有分利水湿，泌别清浊，加强运化的功效。腹部为诸阴经之会，为气血运行的必经之路，更是体内痰湿易于聚集形成肥胖之处，通过局部穴位拔罐，刺激面积广，相当于同时刺激了关元、气海、水分、阴交、天枢、下脘、建里等调理冲任及脏腑气血功能的多个要穴，从而起到振奋阳气、调理脾胃、化湿行滞的作用。针罐结合既体现针刺的深度，穴位的特异性，又具有闪罐、推罐的广度，配合使用疗效较好。

针灸减肥对 20～50 岁的中青年肥胖者效果较好，因为在这个年龄阶段，人体发育比较成熟，各种功能也比较健全，也有一定的自控能力，通过针灸治疗调整机体的各种代谢功能，促进脂肪分解，达到减肥降脂的效果。针刺后能够抑制胃肠的蠕动，并有抑制胃酸分泌的作用，从而减轻饥饿感，达到针灸减肥的目的。

拔罐减肥是一种安全有效、不反弹的减肥方法，能够辨证施治，调节整体，疏通经络，促进人体新陈代谢，取得整体减肥的效果。中医拔罐减肥能够根据肥胖的位置选择穴位，局部取穴循经疏导，促进局部代谢，消除局部脂肪达到局部减肥的目的。

拔罐对人的健康有很大的促进作用，提高针灸的疗效，加大针感由点及面，从头到脚地贯纵全身，快速地燃烧人体脂肪，加速脂肪的分解，起到很好的瘦身减肥效果。

拔罐的调节作用主要是在温热的基础上对神经系统进行调节，这样刺激神经末梢的感受器，达到大脑皮层就可以促使人体恢复功能，让阴阳可以得到调整，从而起到提高新陈代谢的功能，促使淋巴加速循环，让身体里的废物、毒素全部都加速排出去，起到瘦身减肥的效果。

下面介绍几种可以减肥的中草药（可代茶饮）。

决明子

决明子具有清肝明目、润肠通便、降脂减肥的功能，可以抑制全身脂肪的合成，对体内的多余脂肪也有很好的分解功效。不过决明子性寒，建议可用决明子、荷叶、大麦、黑乌龙、茯苓等组方为决乌汤。茯苓可以同时健脾胃护肝，规避决明子的寒性，既不影响饮食和身体健康，还可达到瘦身的目的。

冬瓜皮

冬瓜属性微寒，具有利水化湿的功效，能治肿胀、消热毒、利小便达到瘦身目的。有清热化痰、除烦止渴、利水消痰、清热解毒的功效。湿热体质者若有水肿、胀满、痰多、暑热烦闷、消渴、湿疹、疖肿等症状，均可食用，并可解酒。

陈皮

陈皮性温，味辛、苦。温能行气，辛能发散，苦而泄水。故陈皮有三大类作用，一是导胸中寒邪，二破滞气，三益脾胃，主要作用是行脾胃之气。脾胃主运化水湿，故脾胃之气行则能去湿、健脾、化痰。

泽泻

泽泻具有利水清湿热的效果，可以帮助我们排除身体多余的水分，加快身体的新陈代谢。有很多下半身肥胖的人其实不是有多胖，大多都是浮肿引起的，泽泻就可以很好地帮助大家消除大象腿和萝卜腿，对于下半身肥胖的人群减肥效果良好。使用泽泻泡茶可以轻松地减肥，但注意不要过量，不要过久服用，每日的量最好控制在 6~9g。

首乌

首乌滋润肠胃，有解毒的疗效，可以适当地促进我们身体的胃肠蠕动，排出肠胃里的废物，减少胃肠对胆固醇和脂肪的吸收，防止胆固醇在胃肠里沉淀、累积，是一种很棒的减肥食品。

荷叶

荷叶中含有多种有效的化脂生物碱，能有效分解体内的脂肪，并且使之排出体外。荷叶碱能密布在人体肠壁上，形成一层脂肪隔离膜，阻止脂肪吸收，防止脂肪堆积。荷叶碱有助于改善油腻饮食习惯，具有较强的油脂排斥功效，让人对荤腥油腻的食物渐渐产生反感。

大麦

大麦茶主要用于消湿解毒，健脾减肥，清热解暑，去腥膻，去油腻，助消化，润肤乌发。大麦茶中的膳食纤维素可调整消化吸收功能，从而延缓营养物质的吸收。膳食纤维素还可产生饱腹感，避免摄入过多的热能、脂肪、碳水化合物，有防治肥胖的作用。

薏苡仁

薏苡仁是一种中药药材，可以让皮肤光滑细致。此外，也具有促进体内水分循环与新陈代谢的功能。这样，脂肪容易被燃烧，有助于增进减肥的效果。薏苡仁有利尿、消水肿的作用，也被当作节食用品。

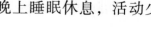

三、饮食控制尤为必要

减肥的同时要配合饮食量的控制，与其服用药物降脂减肥，不如平时少吃肥腻肉类食物。尤其是晚上一餐不宜吃得过饱，因晚上睡眠休息，活动少，易于引起肥胖。

1. 减少热量的摄取　营养学家认为，无论你控制什么——蛋白质、碳水化合物或脂肪，最终降低的是热量的摄取。

2. 减少食物的摄入量　要想减轻体重，无须放弃喜爱的食物，重要的是要加以控制。如果偏爱某种食物且食用量大，那就要注意减少每次的分量。

3. 减少脂肪摄入量　专家们指出，每 1 克脂肪合 9 千卡热量。与脂肪相比，碳水化合物和蛋白质每克所含热量要低得多。因此，要减肥不必少吃东西，可以用新鲜的蔬菜、水果、谷物代替每日所食用的含脂肪的食物。

4. 减慢进食速度　人类大脑皮层进食饱腹感反射较实际发生信号传递延迟，学子们为赶时间往往养成狼吞虎咽的进食速度，所以要改变过去的进食方法。进食时努力使自己变成优雅的绅士、小姐，以期达到减轻体重的目的。

中医传承人

周庆

四、减肥之后防反弹

减肥的同时大家都会有一个忧虑：如何防止反弹？是否还可以像以前那样肆无忌惮地暴饮暴食而不发胖？这种想法是不可取的，因为通过中医减肥治疗一段时间，达到理想的体重之后，当机体代谢达到一个新的"调节点"，体重即稳定在一个新的水平。因此，为了健康，要根据每个人的实际需要量摄入食物，配合合理科学的运动和锻炼，减肥后的治疗效果巩固、持久，不易反弹。

——摘自《中老年时报》采访稿

第五章　主持篇

第一节　冠心病舌体针结合二级预防临床运用体会

摘要：冠心病是由多种危险因素的综合作用、严重危害人类健康的全球性疾病。近年来，冠心病发病率逐步上升且呈年轻化趋势。由于冠状动脉具有数十年积累性损伤的潜伏期，损伤持续且难以完全中断等特点，冠心病极易步入反复发作的恶性循环。我们在临床工作中常常发现并不具有传统危险因素或具有传统危险因素，经公认的强化调脂、规范控制血压、目标降低血糖等治疗后，冠心病发作的患者也屡见不鲜。传统危险因素以外仍有大量心血管剩留风险存在，冠心病二级预防仍有较大空白。中医药在冠心病的防治方面积累了丰富的临床经验，尤其是舌、体针结合运用于冠心病二级预防临床疗效显著。现将笔者运用体会略陈于下。

中医传承人

周庆

关键字：冠心病；舌体针；二级预防

舌针疗法属于一种微针疗法，通过针刺刺激舌体上特定穴位，达到防病治病的目的。正式提出舌针疗法是在现代，但是在舌上刺血或者针刺的历史源于《黄帝内经》，如《素问·刺疟篇》中说"十二疟者，其发各不同时，察其病形，以知其何脉之病也。先其发时如食顷而刺之，一刺则衰，二刺则知，三刺则已，不已刺舌下两脉出血"。继《黄帝内经》后，《针灸甲乙经》《千金要方》等古籍都对舌上刺血或者针刺作了不同的记载。20 世纪 70 年代，在生物全息理论及微小针刺系统的影响下，舌针疗法步入发展的快车道，著名中医管正斋先生率先提出舌针疗法，称之为管氏舌针。继管氏舌针以后，又有孙介光、盛伟等学者先后提出不同舌针穴位分布，为舌针疗法临床应用进行了长期与深入的研究，并在采用舌针疗法防治疾病方面积累了丰富的临床经验，尤其在冠心病的防治方面，舌体针结合，疗效独特，简便安全。

1. 舌为五脏的窗口　舌与五脏通过经络直接联系，手少阴心经系舌本，手太阴脾经连舌本、散舌下，手太阴肺经通过经筋与舌根相连，足厥阴肝经络于舌本，足少阴肾经挟舌本，经别系舌本；同时，心为"五脏六腑之大主""君主之官"，主宰全身各脏腑的功能，其气通于舌，其窍开于舌，故各脏腑的病变也可通过心反映于舌，因此通过舌苔与舌质的望诊可以判断五脏的虚实。正如杨云峰在《临证验舌法》一书中所说："舌者，心之苗也。五脏六腑之大主，其气通于此，其窍开于此者也。查诸脏腑图，脾、肺、肝、肾，无不系根于心。核诸经络，考手足阴阳，无脉不通于舌，则知经络脏腑之病，不独伤寒发热，有苔可验，即凡内外杂症，亦无一不呈其形、着其色于舌。"

2. 舌为调理五脏的途径 虽然在舌体上刺血或针刺的历史源于《内经》时代，历代也有发展，但真正创立舌针疗法，并成为微针疗法系统中的一个组成部分却始于现代。舌是五脏虚实变化的窗口，舌诊是中医颇有特色与较为经典的诊病手段。临床实践与研究证明：观察舌质的变化可以了解病证的种类、虚实、津液的盈亏；分辨舌之苔垢色泽、厚薄，可知其病邪性质、程度与进退；询问舌觉，可探知病证位置，脏腑之寒热；观察舌脉又可知人体之气血瘀滞，脉道阻碍；看其形态知病症的吉险，了解病体的滞瘀与寒热都会有帮助。基于舌本身与五脏的密切性、全息性、与颅神经的紧密性等特点，后世医家尝试用针刺舌的方法来改变异常的舌苔、形态、舌色等以治疗疾患，并发现有较大临床价值的 40 舌穴，舌背 14 穴主要是和个体各脏腑相对应，基本合乎解剖中各脏腑的投影。舌底26穴，呈倒置人形，舌阜为头部，近舌尖处为足，舌系带为脊柱，伞襞为上下肢。

3. 舌为引邪外出的途径　刺络放血疗法是针灸医学中传统的刺法之一，最早见于长沙马王堆出土的汉帛书《五十二病方》。《内经》的问世，使这一疗法发展到比较成熟的阶段，全书162篇，论及此疗法的多达40余篇。晋代葛洪《肘后方》、宋代《太平圣惠方》、金元时期张从正《儒门事亲》等医学巨著均有丰富的刺血疗法专案记载。明清医家杨继洲、叶天士、赵学敏等皆擅长刺血。清代医家郭志邃所著《痧胀玉衡》堪称刺血疗法的经典专著，对后世影响极深。近年来，刺血疗法更是得到了进一步的发展。

中医学认为经络"内属于腑脏，外络于肢节"，沟通人体的内外表里，通过其"行气血、营阴阳"的功能维持着人体机能平衡。一旦经络运行气血的功能失常，机体就会发生疾病，而解决办法就是"通其经脉，调其血气"，"菀陈则除之"，血去则经隧通矣。即通过刺络放血的方法疏通经络中壅滞的气血，改变经络中气血运行不畅的病理变化，从而达到调整脏腑的气血功能，使机体的机能恢复正常。有鉴于舌部不宜留针、血管丰富的特点，并结合舌部放血"宜快不宜慢，宜短不宜长，宜浅不宜深，散刺多出"的无痛、高效舌部刺络技法，通过放血疗法引邪从上从舌而出，较普通舌针疗法疗效显著提高。

4. 验案举隅 曾治一王姓冠心病患者，既往冠心病和糖尿病病史 14 年，2003 年因胸闷气短，左肩背痛，含硝酸甘油不能缓解。在北京某大医院行心脏血管造影检查，结果显示左前降支、左回旋支两支血管严重狭窄，行冠状动脉支架植入术，术后予以二联抗血小板、扩冠、调脂、降糖等治疗，胸闷气短，左肩背痛等不适消失。1 年后，上述不适再次出现，查心电图提示心肌呈缺血性改变，再次行心脏血管造影检查，示支架植入处血流通畅，余未见异常。予以抗血小板、扩冠、调脂、降糖、稳定心肌细胞膜等治疗后，上述症状缓解不明显，后又间断服用中药汤剂治疗，效果凡凡。后患者辗转我处诊治，症见左胸部憋闷不适，左肩背痛，伴乏力气短，畏寒怕冷，形体肥胖，痰多，大便不成形，舌质嫩体胖、边有齿痕，舌苔滑，左脉沉弱，左寸尤不及，右脉弦紧弱；查其于外院治疗，均为活血化瘀的中药及相应针灸，效果不显。笔者选用二陈汤、栝楼薤白半夏汤等药治疗一月余，虽有小效，却不及预期。后在体针基础上加以针刺舌穴、心穴、肝穴、脾穴治疗后，患者胸部不适症状霍然若失，后患者每周规律地于我处行舌体针预防治疗一次，8年来未再复发。

疗效分析：考虑患者体型肥胖，且平素乏力气短，中医认为胖人多气虚，胖人多痰湿，故患者本身为气虚体质。同时，患者又兼大便不成形，舌质嫩体胖、边有齿痕，舌苔滑，左脉沉弱，左寸尤不及，右脉弦紧弱，考虑其中焦脾虚，寒饮不化，故舌体胖大、苔滑，右脉弦紧弱。左脉沉弱，左寸尤不及，上焦心阳不足，寒饮无形，随气机四散，借"脾气散精"之机而上逆痹阻心阳，湿阻气机，心阳不展故胸部憋闷，寒饮四散，随"心之气输注于背"痹阻心俞穴而见肩背痛等不适。

随气机四散，而上焦心阳不足，不能单纯补气。言语蹇涩，为中风入络，清窍阻塞。左脉沉弱，可见肝热肝火并不明显，而是气机不升；右脉弦滑而数，为有阳明伏热，久按脉软，亦是气虚。丹溪云："在右属气分，用四君子汤；在左属血分，用四物汤。"选用二陈汤、栝楼薤白半夏汤等药治疗一月余，虽有小效，却不及预期。后在体针基础上加以针刺舌部心穴以宣发心阳，畅通血脉；针刺肝穴以调畅气机；针刺脾穴以温化寒饮。治疗后，患者胸部不适症状霍然若失，后患者每周规律地于我处行舌体针预防治疗一次，8 年来未再复发。

体会：所以在临床上将舌、体针结合用于冠心病的治疗及预防复发，能够取得一定疗效，对冠心病的防治是一条简便、效验的方法。

——摘自周庆传承工作室工作记录

第二节　社区医院中医医疗方案

周庆主持编写

针对社区常见病、多发病和诊断明确的慢性病，应用中医药方法和适宜技术开展连续性的诊断、治疗、护理，满足社区居民对中医医疗服务的需求。

一、基本原则

（1）以社区常见病、多发病和诊断明确的慢性病为主。

（2）以病人为中心，以家庭为单位，开展慢性病中医药防治。

（3）突出中医药特色，积极应用中医药适宜技术。

（4）建立中医医院和社区卫生服务机构分工合理、密切协作的合作机制。

二、内容与方法

（一）社区中医药常见病症

1. 内科常见病症 外感发热（急性病毒性呼吸道感染）、咳嗽病（咳嗽）、哮病（哮喘）、头痛、胸痹心痛（冠状动脉粥样硬化性心脏病）、胃脘痛病（慢性胃炎、功能性消化不良、上腹疼痛综合征、消化性溃疡）、泄泻病（肠易激综合征腹泻为主型）、便秘病（肠易激综合征便秘为主型）、痹症（骨关节炎）、眩晕（椎–基底动脉供血不足、高血压病等）、消渴病（糖尿病）、中风病（脑出血、脑梗死）、淋症（尿路感染）、郁病（抑郁症）、不寐（失眠）、面瘫症（周围性面瘫）、耳鸣、耳聋等。

2. 外科与骨伤科常见病症 肩凝症（肩周围关节炎）、腰疼病（腰椎间盘突出症）、腰股痛（坐骨神经痛）、溃疡、疖肿、项痹病（颈椎病）、乳痈（乳腺炎）、痔病以及膝痹病（膝关节骨性关节炎）、软组织损伤、骨痿（骨质疏松症）等。

3. 妇科常见病症 经行头痛、绝经前后诸症（更年期综合征）、痛经（子宫内膜异位症等）、乳汁不行、带下病、不孕症等。

4. 儿科常见病症 哮病（哮喘）、肺炎喘嗽（肺

炎/支气管肺炎/支原体肺炎）、小儿泄泻病（小儿腹泻病）、反复感冒（反复呼吸道感染）等。

5. 皮肤科常见病症 银屑病、白癜风、湿疹、痤疮、带状疱疹、鹅掌风、脚湿气、隐疹、痱子、疥疮、冻疮、油风等。

6. 眼科和耳鼻喉科常见病症 消渴目病（糖尿病视网膜病变）、白涩症（干眼）、视瞻昏渺（年龄相关性黄斑变性）、慢喉喑病（慢性喉炎）、乳蛾病（扁桃体炎）、暴聋病（突发性耳聋）。

7. 传染病常见病症 时疫感冒（流行性感冒）、肝瘟、肝着、瘟黄（病毒性肝炎）、肺痨（肺结核）、痢疾等。

（二）慢性病中医药防治

针对眩晕（高血压病）、消渴病（糖尿病）、中风病（脑卒中）、痴呆（老年性痴呆）、骨痿（骨质疏松）、咳嗽、肺胀病（慢性支气管炎）等社区常见慢性病患者，制定个性化的中医防治一体化方案，采取中医防治菜单式服务，包括病因病机、诊断要点、预防和行为干预、中医辨证治疗、中医药适宜技术应用、中医药养生保健、家庭护理等。

（三）家庭中医药服务

针对患慢性病需连续治疗的卧床或高龄老人，以及有特殊需求的患者，可上门提供针灸、推拿、刮痧、拔罐、敷贴、熏洗、湿敷、敷脐、穴位注射、点穴、雾化吸收、送药上门等中医药治疗服务。

（四）社区中医护理

社区中医护理要在辨证施护的基础上，开展慢性病、心理、母婴、临终护理和护理咨询指导，以及家庭护理等专项中医护理服务。

三、建立社区卫生服务机构与三级医院协作关系

通过社区卫生服务机构与中医医院建立的协作关系，建立和完善集业务指导、技术支持、人才培养、双向转诊、科研合作的分工合理、协作密切的社区中医药服务工作的长效机制，形成"小病在社区，大病进医院，康复回社区"的就医格局，逐步提高社区中医药服务质量和管理水平。

（一）双向转诊

（1）制定双向转诊的实施方案，明确双向转诊原则、流程、标准、优惠措施、双方权利义务，以及双向转诊工作制度等。

（2）建立快速转诊绿色通道，简便就医流程，提供优惠服务，部分医学检查结论中医院与社区卫生服务机构互认，实现双向转诊无缝式连接。

（3）经中医医院诊断治疗后，适合在社区卫生服务机构继续治疗的患者，持后续治疗意见及时转回社区卫生服务机构。

（二）人才支援

三级医院选派具有丰富临床经验、中级职称以上的中医药人员，到社区卫生服务机构对口支援，定期轮换。

（三）技术指导

1. 门诊　三级医院派员定期到社区卫生服务机构出诊，同时带教社区中医药人员。

2. 社区义诊　三级医院派员定期到社区卫生服务机构指导开展大型社区义诊、养生保健、针推康复、中医中药疾病预防等咨询活动。

3. 技术推广　三级医院派员到社区开展业务讲座、技术操作示范，推广中医药适宜技术在社区卫生服务机构的应用。

四、其他

（1）执行中医药行业标准和规范，并结合本单位

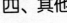

实际情况制定社区中医临床路径。

（2）建立健全社区中医医疗质量和医疗安全制度，切实加以执行，有效防范、控制医疗风险，及时发现医疗安全隐患。

（3）通过检查、分析、评价、反馈等措施，持续改进中医医疗质量。

第三节　社区医院中医药适宜技术汇编

周庆主持编写

中医药适宜技术的推广应用关系到中医药综合服务能力的提高，关系到中医药参与社区卫生的服务能力与水平的提升。中医药适宜技术疗效好，治疗病种多，使用安全，操作简便，费用低廉，深受老百姓的欢迎。如何建立长效的推广机制，发挥中医适宜技术在防病治病中的需要，满足广大人民群众的基本医疗服务需求，是一项值得重视的课题。

下瓦房社区医院中医药适宜技术应用项目：

1. 针灸

在社区卫生服务中采用多种针灸方法，包括：
①毫针。②皮内针。③盲针。④耳针。⑤三棱针。
⑥皮肤针。⑦电针仪。

（1）毫针

①针具选择：根据患病部位及取穴不同，而选择不同长短毫针。盲针属毫针范畴。

②针刺法治疗原则：标本缓急、补虚泻实、三因制宜。

③针刺法注意事项：应用时医师应恰当地掌握针刺的角度、方向、深度，主要根据施术部位、病情需要、患者体质体型等具体情况而定。

④基本操作流程：辨证选穴—选择适宜的操作体位—医生手指和施术部位消毒—选定穴并消毒—进针、行针、行补泻手法—留针—出针。

（2）皮内针

又称埋针法：

①皮内针治病方法和原理：以特定的小型针具固定于腧穴部位的皮内或皮下，进行较长时间埋藏的一种方法，其原理可调整经络脏腑功能，达到治疗疾病的目的。

②皮内针基本操作流程：辨证选穴—选择适宜的操作体位—医生手指和施术部位消毒—选择适宜刺入方法—用胶布固定留针—自行按压—出针并保持局部清洁。

③皮内针使用注意事项：选择易于固定不影响肢

体活动的穴位，针具选择不易折断的经过消毒处理的针具，根据季节和病情需要确定埋针时间防止感染；患者可用手指间断按压诊病加强刺激增强疗效，但应注意手的卫生。

（3）耳针

疗法包括毫针刺法、埋针法、压籽法、刺血法、温灸法、水针法、磁疗法、按摩法。

①耳针疗法治病原理：耳针是运用耳部与脏腑有密切的生理、病理联系，通过针刺耳部穴位达到防治疾病的作用。

②耳针疗法注意事项：检查针具，消毒局部皮肤，对皮肤有创伤及溃疡者不宜使用耳针。

③耳针基本操作流程：辨证选穴—选择适宜的操作体位—医生手指和施术部位消毒—耳穴探查—定穴并消毒—进针—留针—出针，并消毒局部皮肤。

（4）皮肤针

又称梅花针。

①梅花针治病原理：用梅花针轻叩皮肤可以疏通经络、调和气血，通过经脉作用于脏腑经脉，促使机体恢复正常，从而达到防治疾病的作用。

②梅花针使用注意事项：检查针具，消毒局部皮肤，对皮肤有创伤及溃疡者不宜使用梅花针。

③梅花针基本操作流程：辨证选穴—选择适宜的操作体位—根据治疗需要选择适宜针具—医生手指和施术部位消毒—选择适宜刺法进行操作—术毕施术部位消毒局部皮肤。

（5）三棱针

又称放血疗法、刺络放血、挑治等，其多选头面部、手足皮肤或静脉等。

①放血疗法治病原理：根据经络学说和针刺原理，用针具刺破特定部位或穴位放血，以疏通经脉，调理气血，促邪外出，临床证明本疗法有镇定、止痛、泻热、消肿、急救、解毒、化瘀等功效。

②放血疗法注意事项：首先做好患者的解释工作，消除不必要的顾虑；放血针具必须严格消毒，防止感染；注意掌握针刺深度、出血量等问题；应严格掌握禁忌证。

③放血疗法基本操作流程：辨证选穴—选择适宜的操作体位—医生手指和施术部位消毒—选择刺络法或划割法—放出适量血液—止血—放血部位消毒保持清洁。

（6）电针仪

①电针疗法治病原理：针灸得气后，在针上通过人体生物电的微量电流以治疗疾病的方法。其优点是

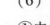

能代替人做较长时间的持续运针，节省人力，能客观地掌握刺激量，是集毫针法和电疗于一体的疗法。

②电针疗法注意事项：电针仪使用前必须检查其性能、输出是否正常，治疗后将输出调节电钮等退位到零位，随后关闭电源，撤去导线。

③电针仪基本操作流程：辨证选穴—选择适宜的操作体位—医生手指和施术部位消毒—耳穴探查—定穴并消毒—进针、行针、得气—连接电针仪—选择适宜波形、频率—调节适宜输出强度并留针—缓慢关闭输出按钮—关闭电源、拔针消毒局部。

2. 拔罐

拔罐包括：火罐、刺络拔罐、走罐、针罐法、水罐。

①拔罐疗法原理：利用燃烧、蒸汽、抽气等造成的负压，使罐吸附于施术部（穴）位，发生温热刺激，使局部发生充血或瘀血现象，达到平衡阴阳、扶正祛邪、宣通气血、活血散瘀、消肿止痛、除湿逐寒、强壮身体的治疗目的。

②拔罐疗法选择：根据患病部位、取穴不同及医师的习惯，而选择不同的拔罐方法和器具。罐具包括竹罐、陶罐、玻璃罐、抽气罐、橡胶罐、牛角罐、代用罐。

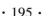

③拔罐注意事项：严格掌握禁忌证，拔罐后需保暖避风，操作稳准快，观察要仔细，罐具要注意清洁消毒，防止交叉感染。

④基本操作流程：辨证选穴—准备拔罐器具—暴露拔罐部位皮肤—局部消毒—根据治疗需要涂抹介质—拔罐操作—留罐观察—起罐检查并清洁皮肤—结束拔罐。

3. 刮痧

是应用光滑硬物器在皮肤表面通过介质（润滑剂）隔离，反复进行刮、挤、揪、捏、刺等刺激。

①刮痧疗法原理：通过刺激体表皮肤及经络，改善人体气血流通状态，达到扶正祛邪、调节阴阳、活血化瘀、清热消肿、软坚散结等功效。

②刮痧疗法注意事项：操作时手持刮板，蘸上润滑剂，在患者体表一定部位，按一定方向先进行试刮，至皮下出现痧痕为止，注意医生用力要均匀，根据病人的病情调整力量。

③刮痧疗法适用范围：神经系统疾病、运动系统疾病、心血管系统疾病、呼吸系统疾病、消化系统疾病、泌尿系统疾病、妇科疾病、养身保健等。

4. 穴位注射

又称水针—注射药物，包括：（1）中草药制剂，

（2）西药注射剂—维生素类等。

①穴位注射原理：它在针灸腧穴的治病基础上，综合了药物作用，既有针灸的疏通经络、活血化瘀、扶正祛邪的作用，又有不同药物的各种药理作用。

②穴位注射针具：根据病情选择一次性无菌的1ml、2ml、5ml 注射器，肌肉肥厚部位可使用 10ml、20ml 注射器。

③穴位注射注意事项：药品选择在有效期内，严格执行无菌操作；注射前先抽回血，无回血再进行注射操作。

④基本操作流程：辨证选穴—准备穴位注射器具—选择注射药物—暴露注射穴位或部位皮肤—严格消毒—按规程进行穴位注射—出针按压并局部消毒—结束注射。

5. 穴位敷贴

①敷贴疗法中药剂型：根据患者的不同病情配制膏剂和散剂敷于神阙穴，再用特定电磁波将药物烤化，以利于药物吸收，达到祛邪治病的作用。

②敷贴疗法治病选择：敷贴疗法除有良好的治病效果外，还有独特的预防作用，常用于各种慢性病、过敏性疾病的预防，临床上多用于冬病夏治、夏病冬治之法。

③敷贴疗法注意事项：敷贴疗法对贴敷部位要注意清洁，避免烫伤，固定防脱，及时换药，保暖休息，防止出现过敏反应，凡出现局部痒、肿等不适，应及时撤下敷贴药物。

④基本操作流程：辨证选穴—准备贴敷用品—暴露贴敷部位皮肤—局部消毒—根据治疗需要涂抹介质—敷贴药物—胶布固定—结束敷贴。

6. 推拿疗法

推拿属中医外治疗法，分成人推拿、儿童推拿两个分支。

（1）推拿疗法原理：是医生在中医理论指导下，运用传统推拿手法或借助于一定工具作用于患者特定部位防治疾病的一种方法。

（2）推拿注意事项：医患双方均要选择好恰当的体位，以利于手法操作；一定要掌握好手法操作的刺激时间和强度，避免医源性损伤；掌握好用力原则和手法间的衔接；牢记推拿的适应证和禁忌证。

第六章　管理篇

第一节　浅谈社区慢性病的健康管理

摘要： 为提高居民的健康水平和防治慢性病的发生，减轻因医药费过高所造成的看病难、看病贵的难题，我国自 1997 年做出改革城市卫生服务体系和发展社区卫生服务的决策，全科医护人员对社区居民的慢性病通过健康教育、预防接种、筛检、周期性健康检查等方式进行管理，对防治高血压、冠心病、脑卒中、糖尿病等病的发生、发展及减缓病程的进展，起到了一定的积极作用。

关键词： 社区；慢性病；健康管理

中图分类号： R193　　文献标识码：A　　文章编号：1005 – 0515（2010）03 – 102 – 02

为提高居民的健康水平和防治慢性疾病的发生，减轻因医药费过高所造成的看病难、看病贵这一世界性难题，我国自 1997 年做出了改革城市卫生服务体系和发展社区卫生服务的决策，使社区卫生服务工作得到了较快的发展，而慢性病的社区综合防治和管理是以预防为导向的全科医疗服务。全科医疗护理服务就是强调服务的连续性和综合性。全科医护人员执行预防服务的主要方式有健康教育、预防接种、筛检、周期性健康检查等。慢性病健康管理的另一方面就是对疾病高危人群进行有侧重点的保健服务而达到防病目的，照顾范围不仅仅限于心理、行为、饮食方面，还要对其家庭生活、卫生环境、社会人群关系、合理用药、遵医行为等相关因素进行干预。在这一点上，社区卫生服务机构具有得天独厚的优势。从开展慢性病健康管理工作的实际情况看，对防治高血压、冠心病、脑卒中、糖尿病等病发生、发展及减缓病程的进展，起到了一定的积极作用。

一、慢性病健康管理的定义

是根据个人的健康状况来进行评价及为个人提供有针对性的健康指导和有针对性的健康教育，促使他们采取行动来促进健康，即根据个人的疾病危险因素，由医生进行个体指导，并动态追踪危险因素干预效果。

二、社区慢性病的健康管理范围

就是以社区为单位，以社区内影响人们健康的发病率较高的慢性病种为目标，采取有计划的指导干预，从而降低疾病的致伤、致残率，提高治愈率的一种健康工作方法。慢性病管理的实质是三级预防工作的具体落实，即疾病前的病因预防，疾病早期发现、早期诊断、治疗和护理，预防残疾和死亡，综合康复和护理。

三、社区慢性病健康管理实施步骤

本社区卫生服务中心对辖区内 60 岁以上的老年人进行了健康筛查，并建立了健康档案。

（1）收集辖区内 60 岁以上老年人的健康信息并建立健康档案：责任医生按要求填写其个人及配偶的一般情况（性别、年龄等）、同居三代家庭成员、目前健康状况和家族史、生活方式（膳食、体力活动、吸烟、饮酒等）、医学体检（身高、体重、血压等）和实验室检查（血脂、血糖）等情况。

（2）对辖区内 60 岁以上的老年人进行健康评估：根据所收集的个人健康信息，对其个人在一定时间内的健康状况，进行发生某种疾病或健康危险性评估。

（3）制订危险因素干预计划：根据每个家庭健康档案提供的健康信息和实验室检查的数据，制订控制危险因素发展的健康干预计划，帮助个人采取行动，矫正不良的生活方式，合理用药，控制危险因素。

四、社区慢性病的防治措施

健康的"四大基石"是合理膳食、适量运动、戒烟限酒、心理平衡，若达到上述目标必须开展如下行动计划。

1. 开展健康教育是重要手段 责任医生应根据本社区慢性病发病的情况，制订健康的教育计划，对象是所有社区人群，包括健康人群、高危人群、患病人群，通过健康教育和健康促进，使慢性病患者增强自我保健意识和对公众的保健责任感，改变错误的因果观和不良的健康信念模式，正确地认识、评价和关心自己的健康问题，了解自身疾病的性质及发生、发展规律，熟悉其主要危险因素及后果。学会用健康的观念处理个人生活和家庭生活、社会生活，纠正不良的生活习惯和用药习惯，发现和去除威胁健康的因素，保持良好的稳定情绪，逐步建立有利于健康的行为和科学的生活方式，使患者了解控制自身疾病的有效方法，合理、科学地用药以及采取预防、治疗、保健和康复的基本措施。

2. 适当增加运动是必要的防治措施 对于高血压、糖尿病、冠心病、脑卒中等慢性病患者来说，适

中医传承人

周庆

量运动是非常必要的。运动促进机体新陈代谢，增强心肌活力，维持各种器官的健康。运动可加速脂肪代谢速度，降低体内胆固醇的含量，可以降低过多的体重和保持正常体重，在增加运动的同时要注意慢性病患者的运动时间、运动量和运动方式，尽量避免因运动量过大而造成对慢性病患者的伤害。

3. 定期对社区居民进行慢性病筛查是降低发病的因素　每年对社区内 60 岁以上的居民进行体检，动态地监测慢性病的新增人群，及对原先有进行健康干预效果的观察，掌握慢性病的发展状况，及时跟踪检测病情，检测行为危险因素，获得科学可靠的信息资源，对病情和危险因素做出及时的评估。及时调整治疗方案，在社区内开展慢性病三级预防工作。

4. 提高社区内慢性病患者的自我管理能力是最终结果　60 岁以上的慢性病患者大多数活动时间是在家庭和社区，通过健康教育和健康干预能充分发挥患者的潜能。社区的责任医生可以帮助他们做好慢性病的自我管理，采用多种形式培训他们掌握自我管理所需知晓的基本知识、技能，让病人用科学的方法管理自己，如培训那些有文化的慢性病患者，学会用正确的方法在家中测血压、测血糖，并做好记录提供给社区责任医生，以便指导其调整用药，防止合并症的发生，使慢性病患者能进行有效的自我管理，是提高社区人员控制慢性病发生发展的最终结果。

五、管理体会

（1）为保证社区慢性病的健康管理，应建立评估制度。社区慢性病的健康管理是一个漫长、繁杂、艰苦的工作历程，需要制订一个长期、可行的工作规划，并应在实施健康改善措施的一定时间后，进行效果评价，再根据评价结果重新调整计划和改善措施，最后达到健康管理的目的。

（2）社区慢性病健康管理所管理的是一个综合的人群，特别是 60 岁以上的老年人，每一个人都不可能患有所指定的一个病种，有可能身患数个系统疾病，需要整体地分析慢性病筛查提供的数据，这就需要社区责任医生具备全科医疗专业知识。而我们现有的责任医生和责任护士不具备这样全面的医疗水平，为完成社区慢性病健康管理亟需一个全科团队通力合作，才能把社区慢性病健康管理工作真正落到实处。

（3）建立相关适宜的技术培训班。为了更好地开展慢性病的管理工作，定期对相关责任医生、责任护士人员进行慢性病的管理和适宜的技术培训。为达到对慢性病健康管理的目的，采取灵活多样的培训方法和丰富多彩的技术培训内容，一是请专科医院的高血压和糖尿病等慢性病专家，到社区服务中心为相关人员进行专业技术知识培训，通过考核后再上岗。二是为帮助社区慢性病患者建立小病在社区、大病进医院这种合理的就医流程，对社区责任医护人员进行中医药适宜技术的培训，让他们掌握一定的中医药知识，开展中西医结合的社区卫生服务。三是对年轻医生加强培训，请高年资医生结队带教，对入户的技巧、各种关系沟通的技巧、健康教育的技巧、慢病患者资料收集和随访技巧、防病治病的临床技术等进行多方面带教，只有这样才能将慢性病防治工作做得更好。

（4）为提高社区慢性病健康管理水平，政府应加大资金和技术方面的支持和投入，这样有利于慢病管理工作者安心，百姓放心，慢病防治工作才能落到实处。政府相关管理部门要有计划地按步骤派上级医疗机构的相关技术人员，到社区卫生服务机构进行专科技术讲座和定期进行技术督导，对于慢性病要到高发社区进行深入实际的调查研究，协助社区责任医生开展有针对性的健康教育讲座，并对慢性病高发人群进行健康干预，定期对干预的结果进行检查，以保证工作质量和效果。

——摘自《中国健康月刊》，2010，29（3）：102

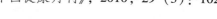

第二节　为解决群众"看病贵"的问题应推广中医药技术

摘要： 为尽快解决群众"看病难""看病贵"的问题，逐步实现人人享有基本医疗卫生服务的远大目标，文章从党和国家的要求、中医药的特点及优势、我国国情等方面论述了推广中医药技术的必要性和方法。

关键词： 群众；看病难看病贵；问题；解决方法；中医药技术

中图分类号： R－012　**文献标识码：** B　**文章编号：** 1007－9203（2010）06－0555－02

随着《中共中央国务院关于深化医药卫生体制改革的意见》和《2009—2011年深化医药卫生体制改革实施方案》等新医改政策的正式出台，笔者通过学习体会到，这是为了建立中国特色的医药卫生体制，逐步实现人人享有基本医疗卫生服务远大目标的纲领性文件。医改新方案到底新在哪里？其近期重点解决的问题是什么？关键在于当前抓好五项改革等重大举措，旨在尽快解决群众"看病难"、"看病贵"的问题，让群众得到实惠，构建和谐社会，让人人都能看得起病。

一、在社区卫生服务中推广中医药技术的必要性

社区卫生服务中心，作为一个一级医院，应在新的医药卫生改革中起到作用，用现有的医疗资源参与到改革中，为解决群众"看病难""看病贵"等实际困难，充分发挥一级医疗机构的功能。《中共中央国务院关于深化医药卫生体制改革的意见》报告中提出，基层医疗卫生机构要使用适宜技术、适宜设备和基本药物，大力推广包括民族医药在内的中医药，为城乡居民提供安全有效和低成本的服务，所以在社区卫生服务中推广中医药适宜技术很有必要。把有效减轻居民就医费用负担，切实缓解"看病难看病贵"作为近期目标。新医改中也提出要充分发挥中医药（民族医药）在疾病预防控制、应对突发公共卫生事件、医疗服务中的作用。中医药被写入最高决策层的新医改方案，对中医药的与时俱进和改革发展，适应时代需求具有重大的现实意义。此外，吴仪副总理曾在全国中医药工作会议上的讲话中也指出："社区卫生服务具有综合、便捷、低廉、持续的特点，治疗的病种以慢性病、老年病为主，中医药在这方面有着鲜明的优势，在社区卫生服务中具有广阔的发展前景。"而且，在新形势下卫生部、国家中医药管理局等部委也

在有关文件中明确要求："社区卫生服务机构要积极采用中医药、中西医结合与民族医药的适宜技术，充分发挥中医药在社区卫生服务中的特色和优势。"

二、中医药的特点及优势

1. 中医药适宜社区服务的特点　中医药服务因具有"简、便、验、廉"等特点，几千年来深入人心，颇受群众欢迎。尤其是中老年人，对中医药的接触性强、信任度高，是开展社区卫生服务深厚的社会基础。一是中医药的传统理论中"天人合一，形神、心身一体"的整体医学思想，二是中医辨证施治和个性化的诊疗方式等，如能很好地诠释、阐发与应用，无疑会给现代医学诊疗观念的变革以重要启示和深刻影响。中医丰富的养生理论和实践经验，对于今天物质生活日益改善而愈加关注自身保健的百姓，有极大的帮助和吸引力。

2. 中医药在社区卫生服务的作用　在针对社区常见病、慢性病，开展中医药适宜技术（验方）的应用方面，许多城市开展了用中医药方法防治糖尿病的适宜技术推广、非药物治疗高血压病的适宜技术推广等，使社区高血压、糖尿病患者得到实惠。在对社区居民进行康复指导的工作中，他们充分利用针灸、按摩等传统中医疗法来提高康复锻炼功效。如上海高度重视社区卫生服务和中医药进社区工作，从试点、标准化建设、示范点建设，连续用了3个3年建设社区卫生服务中心，在推进社区卫生服务中充分发挥中医药的特色优势，依托社区卫生服务网络，融入中医药服务工作，使居民在社区得到了许多中医药服务，缓解了群众"看病难、看病贵"的压力，特别是对生活困难的弱势群体而言，中医药自然疗法，为他们维持基本医疗提供了有力的支持。

三、推广中医药技术是必然趋势

我国人口众多，人均收入水平较低，城乡、区域差距较大，特殊的国情决定了我们要建立中国特色的医药卫生体制。中华人民共和国成立以来，党中央、国务院始终高度重视中医药工作，伴随着中华民族的复兴，中医药的宝贵价值已广为世人所认同。要让中医药在新医改中发挥优势与独特作用，一是要解放思想，因为中医药数千年扎根基层百姓的传统，以及20世纪六七十年代农村医疗卫生服务主要靠"一根针、一把草"的丰富经验，将有助于中国走出一条低成本、供得起、保公平、可持续的医改之路，让中医药成为适合国情的、有中国特色医药卫生体制的明显标志。而且中医药技术的推广投入少、成本低，对控制医药费用过快增长、减轻国家和群众的经济负担、促进医疗保险制度改革的顺利实施具有积极作用。二要利用好民族医药越来越被老百姓接受的优势，发挥针灸、推拿、刮痧、中药熏洗、体疗、食疗等中医诊疗技术，它们简便易行、疗效迅速，而且安全、副作用小，方法灵活多样，无需大型医疗设备，具有简、便、廉等特点，在社区推广使用，尤其适宜家庭病床和上门服务，让患者"病有所医""有病敢医"的愿望得以实现。

——摘自《中医药管理杂志》，2010，18（5）：555

第三节　中医"治未病"
在社区居民预防保健中的优势

摘要： 中医药是中国医疗卫生事业的特色和优势，《黄帝内经》云："圣人不治已病治未病。"中医"治未病"在社区居民防病治病中的作用不可忽视，它为中华民族预防疾病、养生保健和繁衍昌盛做出了巨大贡献。

关键词：治未病；社区预防；中医优势

中图分类号：R211　文献标识码：A　文章编号：1672 – 1519（2010）03 – 0228 – 02

中医药是中国医疗卫生事业的特色和优势，《黄帝内经》中提到的"圣人不治已病治未病"，是中医"治未病"的理论源泉。中医"治未病"在社区居民防病治病中的作用不可忽视，它为中华民族预防疾病、养生保健和繁衍昌盛做出了巨大贡献。中医"治未病"的预防医学思想，其深刻内涵包括在未病先防、既病防变和愈后防复等3个重要环节。

一、未病先防

中医历来重视预防，早在《黄帝内经》中就提出了"治未病"的预防思想，并强调"防范于未然"。《素问·四气调神大论》中则提出："是故圣人不治已病治未病，不治已乱治未乱，此之谓也。夫病已成而后药之，乱已成而后治之，譬犹渴而穿井，斗而铸锥，不亦晚乎！"生动地指出了"治未病"的重要意义。而在《素问·上古天真论》中的"虚邪贼风，避之有时，恬惔虚无，真气从之，精神内守，病安从来"，则从另一个角度揭示了养生之道和预防思想。有资料研究显示，若在预防疾病上投资1元钱，相当于在治疗上投入 8 元钱。从长远来讲，坚持预防为主的方针，既可以减少国家的医疗费用支出，又能够提高社区居民的健康水平。

二、既病防变

在疾病发生初期，针对可能出现病情加重的趋势和已经萌芽的先兆症状，要及时采取有效措施尽早医治，以阻止或扭转病情的发展和质变，促使疾病向健康的方向发展。张仲景在《金匮要略》中讲："见肝之病，知肝传脾，当先实脾。"《医学源流论》说："病之始生浅，则易治；久而深入，则难治。"以及著名的扁鹊为齐桓公看病的故事，无不证明和强调了疾病早期预防的重要性。中医药学在长期临床实践中形成了具有突出优势与特色的既病防变措施，包括药物疗法和非药物疗法几个方面：（1）中医方药优势：中医方药具备辨证论治、专人专方的特点，对于疾病的防治具有独特的效果。（2）中医的针灸、按摩、拔罐、药浴、刮痧等方法，在疾病的治疗中有无毒、无害、价廉、效验等特点。（3）中医注重心理调养。《黄帝内经》云："恬惔虚无，精神内守，虚邪贼风，避之有时，正气存内，邪不可干。"（4）中医的食疗、药膳、气功、导引等在社区居民预防保健中占有重要的位置，许多养生食谱、简易药膳处方广为流传，如防治流感的代茶饮方剂，很受百姓欢迎。

三、病后防复

开展有针对性的健康教育和健康行为干预，是病后防复的关键，因为"合理膳食，适量运动，戒烟限酒，心理平衡"是全民健康的四大基石。随着医学模式的转变和健康观念的变化，人们逐渐认识到单纯治疗已病是远远不够的。很多具有中医药特色的中医处方，如糖尿病、高血压等防治处方，在临床专家的指导下相继出台，为百姓的防病治病发挥出巨大的功效。目前，中国已进入老龄化社会，慢性病呈持续快速上升趋势。而中医"治未病"不仅价格低廉，而且效果独特，对于全民的健康保健能发挥出不可替代的作用。

四、社区居民慢性病的预防保健工作中应重点抓好以下几个方面

1. 调养精神，保持乐观豁达开朗的情绪　人要自觉保持高尚的情操，无私寡欲，心情舒畅，精神愉快，则气机调畅，气血和平，正气旺盛，能减少疾病发生。

2. 起居有常，劳逸适度　喜、怒、忧、思、悲、恐、惊等情志的刺激是百病之源。因此，中医始终把心理调治作为防病健身、治病疗疾的第一步。正常的

睡眠、休息，又可以保养精气神，恢复体力和脑力。

3. 强身健体，注意保持和提高身体的抗邪能力

生命在于运动，经常锻炼身体，能够增强体质，提高抗病能力，促进健康，延年益寿。中国传统医学历来重视通过各种运动来达到健身的目的，如中国汉代医家华佗自创"五禽戏"，模仿虎、鹿、熊、猿、鸟5种动物的动作来锻炼身体。中国古代还有太极拳、八段锦、易筋经等各种健身武术，现代的广播操、健美操等各种体育运动，都能促进气血的流畅和关节的滑利，强壮脏腑，舒筋健骨，增强机体的抗病能力，而且对多种慢性疾病也有一定的治疗作用。

4. 合理饮食，奠定健康基石　中医认为，气血是人体生命活动的物质基础，人之气血、津液、精血均来源于脾胃的生化。饮食合理则不病或病轻，反之则多病或病重。中医素有注重调护胃气之说，故无论何疾何病，只要有饮食欠佳一条表现，必重用调理脾胃之品，所谓"有胃气则生，无胃气则死"。

5. 科学用药，增强人体的免疫力　近年来，随着中医药学的发展，用中药预防多种疾病收到了很好的效果，如板蓝根、大青叶预防流感、腮腺炎，马齿苋预防菌痢等，都是简便易行、行之有效的预防方法。中医的内治外治结合，综合整体调理，在治疗疾病上具有独特优势。特别是中医预防社区老年疾病的治法丰富，除药物辨证治疗外，还有针灸、推拿、拔罐、药浴、药膳、药酒、食疗、气功、导引、心理养生等诸多行之有效的方法，积累了丰富的临床经验，而且中医调治亚健康具有安全性、有效性和依从性好的长处，临床疗效良好。

　　总之，中医"治未病"是古代几千年来在预防和制服瘟疫的过程中不断总结和完善的"未病先防，既病防变"的思想，它不但对预防瘟疫、养生保健、中医护理等传统医学领域具有重大理论和实践价值，而且对现代医学同样具有巨大的指导意义和深远的影响，正在不断地被人们推广运用到更多的现代医学理论研究和临床实践之中。因此，在新医改中，各级政府应把扶持中医药发展放在中药战略位置，加大投入力度，给予政策倾斜，充分发挥中医药的预防保健特色优势，推动中医药适宜技术进社区、进家庭，让中医药为人类健康做出新的贡献。

　　　　　　　　——摘自《天津中医药》，2010，27（3）：228

第七章 收获篇

第一节 周庆教授脐疗临床撷要

继承人刘旭强

周庆教授为天津著名的针灸专家，临证近三十载，其治学严谨，勤于临证，学验俱丰，博采众长，集各家之长而无门户之见，博览历代医籍而能发皇古之义，学术精湛，力倡脐部中药贴敷、针刺及艾灸，效如桴鼓。笔者有幸随师侍诊，受益匪浅，现录其脐疗经验如下，以飨读者。

1. 重脐部中药贴敷，倡穴位组合 脐部中药贴敷，具有悠久的历史和卓越的临床疗效，早在长沙马王堆西汉古墓出土的《五十二病方》中便有记载，是中医学的重要组成部分，是结合穴位和药物作用创建和发展起来的一种独特的治疗方法。

脐部具有得天独厚的解剖、生理学优点：由于哺乳动物胎儿在母腹发育过程中腹壁脐孔最后闭合，所以表皮角质层最薄，皮下无脂肪组织，脐下腹膜有丰富的静脉网，浅部和腹壁浅静脉、胸腹壁静脉相吻合，深部和腹壁上下静脉相连。脐部中药贴敷可以避免肝脏的首过作用和对胃肠道环境的破坏作用，生物利用度较高，同时给药方法简便，全身不良反应相对较小，患者容易接受。

有鉴于"脾喜燥恶湿"与"途远力不及"的不足，周庆教授力倡勿将寒性药物直接贴敷于脐部。将脐部贴敷与"直达病所"的患处穴位贴敷相结合的办法，极大地提高了脐部贴敷的临床疗效，尤其是起效速度及远期疗效的稳定性有显著提高。

2. 保安全，围脐而刺　脐部针刺疗法最早是由齐永教授于 2002 年提出，利用易学中的后天八卦图的五行生克制化创立，将人体脐部看作一个后天八卦图，将脐芯作为中心向四周八方扩散形成八卦的方位。就此方位将上、下、左、右、左上、左下、右上、右下，分别按后天八卦定下离、坎、震、兑、坤、乾、巽、艮八个方位，并通过八卦方位找出相应的疾病对应关系，并根据"下针必有方向，进针需含补泻"的进针原则，然后进行治疗。具有一穴多治，一穴多针，一穴多效，内外兼治，操作简便，治病范围广的特点。

因限于脐的特殊解剖关系，不恰当针刺，极易损伤小肠，引发腹膜炎、败血症等危急重症。周庆教授以脐中为中心，取脐周下脘、石门、天枢、太乙、大巨八方五穴以代替神阙脐壁八方针刺法，同时引入薄氏天地针中脘、关元穴以强气调气，强化气机的升降运动，较齐氏脐针法的安全性、稳定性及疗效均有显著提高。

3. 灸脐部，灵活选药　脐，亦称肚脐，即神阙穴。《会元针灸学》曰："神阙者，神之所舍于其中。"神阙穴居于人体正中，与督脉相表里，连十二经脉、五脏六腑、四肢百骸，能通达百脉，故神阙可谓一穴而系全身。脐部艾灸源自于彭祖的"炼脐"。因《素问》"脐中禁不可刺"、《针灸甲乙经》"禁不可刺，刺之令人恶疡遗矢者，死不治"，出现对脐禁针的记载，于是后世创立了多种脐灸疗法，如隔盐灸、隔姜灸、隔葱灸、隔附灸、药饼灸、保健灸等，积累了丰富的经验，并取得了显著的临床疗效。

基于艾叶"循穴入里，深达脏腑"的特性，周庆教授巧妙地将艾叶作为"使药"，根据辨证所需，将其他药物作为药绒，通过灸法在艾叶"载药入里"的作用下，深达脏腑与经络，加强或减弱脏腑与经络的功能，从而达到治疗疾病的目的。周庆教授这一根据"辨证所需，灵活选药，艾叶为使"的新灸法，大范围拓展了脐部灸法的使用范围，尤其是使用灸法治疗热性疾患取得了显著的疗效，同时灸法的远期稳定性也远高于传统灸法。

第二节　周庆教授舌针临床撷要

继承人刘旭强

周庆教授为天津著名的针灸专家，临证近三十载，博采众长，承岐黄术，师于古而不拘泥，尊古意而立新言，集各家之长而无门户之见，博览历代医籍而能发皇古之义，学术精湛，针技超群，力倡微针疗法，尤善用舌针，效如桴鼓。笔者有幸随师侍诊，现录其舌针经验如下，以飨读者。

1. 倡解剖相连，脏腑相关取穴法　舌针疗法属于一种微针疗法，通过针刺刺激舌体上的特定穴位，达到防病治病的目的。正式提出舌针疗法起于现代，但是在舌上刺血或者针刺的历史源于《黄帝内经》，如《素问·刺疟篇》中说："十二疟者，其发各不同时，察其病形，以知其何脉之病也。先其发时如食顷而刺之，一刺则衰，二刺则知，三刺则已，不已刺舌下两脉出血。"继《黄帝内经》后，《针灸甲乙经》《千金要方》等古籍都对舌上刺血或者针刺作了不同的记载。20 世纪 70 年代，在生物全息理论及微小针刺系统的影响下，舌针疗法步入发展的快车道，著名中医管正斋先生率先提出舌针疗法，称之为管氏舌针。继管氏舌针以后，又有孙介光、盛伟等学者先后提出不同的舌针穴位分布，为舌针疗法临床应用做出巨大贡献。

舌者心之苗，心为五脏六腑之大主，其气通于舌，其窍开于舌。而脾肺肝肾无不系根于心，手足阴阳无脉不通于舌。周庆教授在中医理论和针灸理论指导下，结合现代解剖知识及生物全息论，率先将舌针的取穴法高度浓缩简化为"解剖相连，脏腑相关"，并将其应用于 30 年的临床实践中，广泛应用于治疗脑血管、心血管、内分泌、肢体功能及视觉功能障碍等疾病中，取得了卓越的临床疗效。

2. 重引邪外出，从血分而出　刺络放血疗法是针灸医学中传统的刺法之一，最早见于长沙马王堆出土的汉帛书《五十二病方》。《内经》的问世，使这一疗法发展到比较成熟的阶段，全书 162 篇，论及此疗法的多达 40 余篇。《灵枢·九针十二原》中记载有"九针"，其中"锋针"就是专门用来刺脓放血以治疗脓肿、热病等疾病的，后世发展为三棱针。晋代葛洪《肘后方》、宋代《太平圣惠方》、金元时期张从正

《儒门事亲》等医学巨著均有丰富的刺血疗法专案记载。明清医家杨继洲、叶天士、赵学敏等皆擅长刺血。清代医家郭志邃所著《痧胀玉衡》堪称刺血疗法的经典专著，对后世影响极深。近年来，刺血疗法更是得到了进一步的发展。

中医学认为经络"内属于腑脏，外络于肢节"，沟通人体的内外表里，通过其"行气血、营阴阳"的功能维持着人体机能平衡。一旦经络运行气血的功能失常，机体就会发生疾病，而解决办法就是"通其经脉，调其血气"，"菀陈则除之"，血去则经隧通矣。即通过刺络放血的方法疏通经络中壅滞的气血，改变经络中气血运行不畅的病理变化，从而达到调整脏腑气血的功能，使机体的机能恢复正常。有鉴于舌部不宜留针的局限，周庆教授将放血疗法应用于舌针疗法中，并提出"宜快不宜慢，宜短不宜长，宜浅不宜深，散刺多出"的无痛、高效舌针疗法，并通过放血疗法引邪从上从舌而出，较普通舌针疗法疗效显著提高。

3. 针后敷药，强化针效　中药穴位敷贴疗法是中医学的重要组成部分，是结合穴位和药物作用创建和发展起来的一种独特的治疗方法，具有悠久的历史和卓越的临床疗效。其特点在于不通过胃肠道，减少了对胃肠道的刺激，避免了肝脏的首过作用和对胃肠道环境的破坏作用，生物利用度较高，同时给药方法简便，全身不良反应相对较小，患者容易接受。周庆教授巧妙地将中药穴位敷贴疗法与舌针疗法相结合，在针刺舌部穴位放血后，经中药敷于针刺的穴位，使药物循穴而入，深达脏腑，发挥药物"归经"和功能效应，极大地提高了舌针的临床疗效，尤其是远期疗效的稳定性有显著提高。

第三节　周庆主任"针药并济"治疗理念的继承和运用体会

——以微针疗法为特色，"针、灸、药、罐"等联合治疗顽固性头晕

继承人王子珺

摘要： 继承周庆主任"针药并济"的治疗理念并运用于临床，以微针疗法为特色、"针、灸、药、罐"等多种手段，联合治疗顽固性头晕效果显著。

关键词： 针药并济；微针疗法；头晕

周庆主任为天津市中青年名中医，天津市名中医经验传承工作室导师。该工作室在研究临床易医微针疗效、适应证等专题科研项目之外，还吸收整理了散落于民间濒临失传的易医针灸技术，以师带徒的培养

模式传承学术经验，以进一步强化并完善技术层次，弘扬中医文化和推广中医适宜技术。

一、周庆主任"针药并济"理念简述

"针药并济"是在中医理论的指导下，辨证选方择药、审经施针行灸，拔罐、放血、熏蒸等多种手段联合运用的治疗理念。针灸简捷易行，见效迅速；方药既能单独运用取效，又可配伍运用以增强效果。在临床上如何选用针、灸、药治病，是因人因病而施，决不千篇一律。选用原则是根据辨证论治的需要，病情的轻重缓急，病灶的部位大小等因素来决定。

"针药并济"理念是周庆老师几十年工作的精髓，在这几年的跟师学习中，在周主任悉心指导下并经过自己的不断努力，目前已经领会周庆老师"针药并济"的医疗观念。该理念现已深深根植于我的治疗过程中，并在我独立临床工作时，为我增加了信心，提高了治疗效果。

针对各个年龄段的患者，经过辨证制定出不同的治疗方法，采用微针疗法予以施治。有许多病种，有可能在临床上需要长时间的积累揣摩，才能够掌握其治疗规律。我在跟师学习期间，老师会在需要重点防范的地方及时传授给我们，避免我们走弯路，用错治

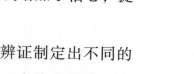

第七章
收获篇

疗方法，对我们独立应诊有着重要的指导意义，使我收获颇丰。

二、以微针疗法为特色，"针、灸、药、罐"等联合治疗顽固性头晕

在独立应诊期间接触了几例病程较长，多处就医疗效甚微者。来我处就诊后，我运用跟周主任学到的知识，辨证后分析原因，制定出治疗方案，分步治疗，在治疗中根据病情发展不断地调整治疗方案，最终成功地解决了患者的顽疾。

1. 病例一

患者李某，女，62 岁，因肩背腰多处疼痛，头晕头胀前来就诊。患者自述颈肩背部疼痛剧烈，无法平卧，头晕如坐舟车，头胀连眼眶疼痛剧烈，失眠，以上诸症 10 年余。曾患抑郁症，有精神病史。服用思诺思等抗抑郁药睡眠仍不佳，每晚最多睡 3 小时。X 光片显示颈椎、胸椎、腰椎多处增生，椎间盘突出、膨出，间隙变窄。无高血压及糖尿病史。观其舌脉，属血瘀型。

（1）微针疗法

第一阶段：因患者肩背部疼痛难忍，极为影响生活，所以第一步治疗方案，以活血止痛为治则。针刺

风池、安眠，夹脊针，施针后罐（拔罐 10 分钟留针 30 分钟），起针后，于风池、肩井以及督脉反应点刺络拔罐。治疗一次后患者可平卧，头晕头胀减轻，且头晕时间变短。连续治疗 3 次，患者肩背疼痛明显减轻，已不影响正常生活。头晕头胀亦有减轻，失眠症状改善。

第二阶段：在第一阶段治疗方案的基础上，在第 4 次治疗时加上耳针头针治疗，针对腰痛重点治疗，除腰痛常用穴再配以委中刺络拔罐，收效显著。连续治疗 5 次后，头晕头胀明显减轻，眼眶胀痛消失，背部疼痛已经消失。失眠症状明显好转，每晚在不服药的情况下能睡 7 小时。患者精神状态已如常人。

（2）方剂

半夏白术天麻汤合通窍活血汤加减。

半夏 10g，陈皮 10g，白术 20g，茯苓 20g，天麻 10g，川芎 15g，赤芍 15g，桃仁 10g，红花 10g，白芷 10g，菖蒲 20g，柴胡 15g，当归 20g，地龙 20g，全蝎 10g，竹茹 10g，甘草 10g。

2. 病例二

患者张某，男，52 岁，因头晕，头胀如裂，嗜睡，眼前有异物遮挡感，间歇性全身乏力，前来就诊。询问病史已有 3 年余，多处就诊，曾在某三级中医院针灸治疗一年余。中西药一直服用，无效，各项相关检查未发现明显异常，无家族遗传史及过敏史。血压、血糖均正常，血脂为正常值上限。观其舌脉，属肝瘀型。触诊其头部及背部有多处筋结，告知患者后，患者诉头胀时筋结增多，且更为明显。

（1）微针疗法

第一阶段祛瘀。用耳针、头针、眼针、夹脊针、刺络拔罐等进行治疗，每次治疗之前都会询问患者感受，第一阶段用了 10 天完成。效果体现在头部、背部的筋结基本消失，治疗效果越来越明显。

第二阶段疏肝。运用头针、眼针、腹针，配合足三里、三阴交、太冲等穴位进行治疗。每次治疗前依然问患者感受，在这个疗程里，患者自述感觉好转明显。连续治疗 15 日后，诸症皆除，患者痊愈。

（2）方剂

逍遥散合温胆汤加减。

柴胡 15g，当归 20g，白芍 30g，白术 30g，茯苓 20g，甘草 10g，薄荷 10g（后下），牡丹皮 15g，栀子 10g，半夏 10g，陈皮 10g，橘红 10g，郁金 20g，香附 20g，天竺黄 20g，煅金礞石 30g。

第四节 周庆老师治疗老年抑郁症的特色

继承人张轶君

摘要：抑郁症是一种临床常见病，属中医郁证范畴，我国中医药虽然没有明确记载抑郁症，但在治疗抑郁症方面有着丰富经验，笔者自 2009 年至今跟随周庆主任。周庆主任善用中医整体辨证观对临床疾病进行归纳分析，找出疾病发生发展的内在联系，通过对病因病机的综合分析，做出明确的诊断，制定符合每一个患者个体的诊疗方案。周庆主任潜心钻研中医综合疗法治疗老年抑郁症，摸索出一整套适合社区卫生服务中推广应用的治疗老年抑郁症的综合方法，在临床实际应用中取得良好的治疗效果。

【中图分类号】R240 **【文献标识码】**B **【文章编号】**1672 - 2523（2011）03 - 0043 - 01

首先从老年抑郁症的临床表现、发病原因等几方面，请大家正确认识老年抑郁症。

1. 正确认识老年抑郁症

（1）临床表现——心境低落、兴趣丧失、思维迟缓、自我评价过低等精神症状外，还包括许多躯体不适，如疲劳、失眠、食欲不振、性欲减低、头痛、头晕、口渴、咽喉不适、胸闷、心慌、胃痛、腹胀、大便不调等。

（2）发病病因——中医认为抑郁症的发病原因是由于肝主疏泄，肝气被郁，出现气郁痰结，病根在肝；而忧郁不解，心气耗伤，气血亏虚，不能奉养心神，病根在心；而因暴怒伤肝，肝胆气逆，郁火乘胃，结为痰火，痰火上扰，蒙蔽心窍，造成神志逆乱而发病，病根在脾、肾。肝、心、脾等脏腑功能失调而不能完成本身应有的功能，导致阴阳失调，内环境紊乱。

2. 传统中医治疗方法

传统中医治疗抑郁症主要是采用整体辨证施治，通过找到病因、病根，确定脏腑邪正关系，作为辨证论治依据，然后根据不同患者的病情特点、发病因素、年龄、发病时间、性格特征、有无遗传等情况，制定不同的治疗原则。

3. 周庆治疗老年抑郁症的特点

周庆主任治疗老年抑郁症的特点是侧重从根本上治疗，采用中医综合方法，根据患者的发病特点及诱因，以疏肝解郁、健脾养心、豁痰开窍为治疗原则，旨在提高机体抵抗力，健全患者心智，而消除致病因素，防止疾病复发。周庆主任在治疗本病时临床方剂多选用柴胡疏肝散、温胆汤、龙胆泻肝汤、甘麦大枣汤、百合地黄汤、礞石滚痰汤、归脾汤等，配合针刺百会、四神聪、人中、脐周八穴、足三里、内关、太冲等穴。另外，根据患者致病原因配合不同配方的疗膏贴敷神阙穴，用特定电磁波（神灯）照射以助提高药效。脐周八穴、膻中穴等胸腹部穴位实施针灸上面套火罐，对咽喉有异物感（梅核气）的患者配合舌针，通过经络循行和局部对症治疗到达特定的脏腑，达到根本治疗的目的。

4. 典型病例

病例1：王某，女，65岁，自爱人去世后，患者自觉生活失去乐趣，每日失眠，羞于见人，几度产生轻生之念。家人带其到医院精神科就诊，确诊为老年抑郁症。经西医治疗病情略有好转，但每因情绪刺激，则症状反复。就诊时可见神情淡漠，满色苍黄，对医生提问回答语声低怯，语速缓慢。问诊得知其不思饮食，咽中有异物感，咳之不出，咽之不下，偶有少量痰涎咯出，二便尚可。观其舌脉，见舌淡胖大有齿痕，舌苔白腻，脉象弦细，综其舌脉证候认为证属肝郁脾虚，痰浊上蒙清窍，治以疏肝解郁、健脾祛湿、豁痰开窍。方选温胆汤加味，陈皮20g、半夏10g、茯苓12g、炙甘草30g、郁金20g、金礞石50g、竹茹10g、佩兰 30g、石菖蒲 20g、远志 20g 等；治疗选用针刺百会、四神聪、印堂、人中穴，强刺激见眼睛潮湿为度。腹针选用脐周八穴，并配以祛痰湿之脐疗膏敷于脐部，再用神灯治疗仪照射，经治疗 3 个疗程后，患者已恢复正常。

病例 2：张某，男，70 岁，就诊时自述平素身体健康，近一年来自觉周身不适，耳鸣眩晕，失眠健忘，心烦易怒，口苦咽干咽堵，悲观厌世，不愿与人接触。经仔细询问得知家中子女婚姻变故，几经调节无果，故忧患成疾，望诊可见患者体型偏瘦，舌红苔薄黄，脉弦细略数。综其舌脉证候认为证属肝郁化火，治以疏肝解郁、清泻内热，方用丹栀逍遥散加减，配合针灸、脐疗、舌针等综合方法治疗 2 个疗程后，症状消失，半年后随访未见反复。

5. 体会

中医药治疗抑郁症是中国的传统医学治疗方法，是中华民族长期医疗经验的积累和总结，在治疗老年抑郁症方面有着丰富经验。中医药治疗老年抑郁症最大的优势是疗效稳定，毒副作用小，愈后不易复发等特点。治疗本病的主攻方向应首选疏肝解郁，再兼顾其他，只有标本兼治才能收到良好的疗效。周庆老师所采用的中医综合疗法，是值得每一位临床医生学习借鉴的有效方法，是一整套适合社区卫生服务中推广应用的治疗老年抑郁症的综合方法，这种疗法既可以克服单纯西药治疗造成的副作用，又可以缩短病程，提高患者的生活质量，并节省了医药费用，减轻了患者的家庭负担。中医治疗要运用现代化的检测手段和学习西医的心理疗法，在治疗的同时一定要配合心理治疗，才能在治疗老年抑郁症中取得更大的疗效。

——摘自《求医问药》，2011，9（3）：43

第五节　周庆主任脐疗治病经验

继承人马婧

摘要： 笔者自 2008 年至今跟随周庆主任。周主任善于用中医传统方法——脐疗，所用脐疗有它的独到之处，通过对病因病机的综合分析，做出明确的诊断，制定出符合每一位患者个体的诊疗方案，总结出适合治疗不同类型疾病的综合脐疗方法。

一、脐疗的理论依据

（1）中医学认为脐中又名神阙穴，别名气舍，禁针，可灸，主治虚脱、四肢逆冷、腹痛、腹泻、痢疾、脱肛等症。《医学源始》云："人之始生，生于脐与命门，故为十二经脉始生，五脏六腑之形成故也。"《难经·二十七难》云："冲脉者，起于气冲，并足阳明之经，夹脐上行，至胸中而散之。"说明脐部（神阙穴）是十二经脉的根基，是生命的起源，与五脏六腑、四肢百骸、十四经脉、机体有着密切的联系。

（2）现代医学认为脐在胚胎发育中为腹壁最后闭合处，其表皮角质层最薄，屏障作用最差，而且脐下无脂肪组织，皮肤筋膜和腹壁直接相连，故渗透作用强，药物分子易透过脐间进入细胞间质，迅速弥散于血中。极少通过肝脏而免遭破坏，以达到治疗目的。

（3）针刺脐周八穴所在经络为任脉与足阳明胃经。脐周八穴为脐周围的八个穴位，分别是任脉水分、阴交，足阳明胃经双侧的滑肉门、天枢、外陵，可利水消肿、行气导滞。

（4）拔罐理疗脐周穴位有助于脐疗膏和针灸等方法发挥疗效，起到一种活血化瘀、通经活络的作用。

二、综合脐疗临床特点

周庆主任所选用的方法是在单一脐疗方法的基础上，根据病情、病种的不同进行辨证分析后，选用不同的药物配成脐疗膏敷贴于脐部神阙穴，再配合针刺

脐周八穴和红外线脐部照射、脐部拔罐、针刺脐周八穴配电脉冲等综合方法。根据临床实际情况，在中医辨证论治理论的指导下，把脐疗传统的治疗病种，扩大延伸到多学科、多病种同治，通过对治疗许多慢性病、疑难病疗效的观察，其治疗效果是任何一个单一的治疗方法都无法相比的，跨越了内、外、妇、儿各科领域。

三、脐疗药物和适应证

根据不同的辨证选择不同的脐疗药物，常用方剂如下。

1. 祛痰膏　白芥子、苏子、莱菔子等份研磨，制成膏剂备用。

用于治疗因痰湿阻滞所致的抑郁症、梅核气、咳嗽、哮喘、咽炎、肥胖、眩晕、失眠、嗜睡、浮肿等疾病。

2. 回阳膏　附子、细辛等份研磨制成膏剂备用。

用于辨证属于阳气虚弱、真寒假热、上热下寒的一切疾病——高血压、糖尿病、心动过缓、口疮、便秘、腹泻、腰腿痛、痛经、前列腺增生、眩晕、胃溃疡、冠心病、心肌梗死等。

3. 固涩方　五倍子研磨制成膏剂备用。

用于多汗症、慢性腹泻。因五倍子有毒，所以中病即止，不宜久用。

4. 儿童止泻方　白胡椒粉调成膏剂，外敷治疗小儿因寒凉导致的腹泻。

四、综合脐疗治病方法

1. 穴位选择

病人仰卧位。

①取神阙穴用75%的酒精消毒晾干备用。

②取脐周八穴足阳明胃经的滑肉门（双）、天枢（双）、外陵（双），任脉的水分、阴交等穴。

2. 操作方法

①针灸用1～3寸消毒后的毫针，快速刺入脐周八穴，得气后留针30分钟。

②根据辨证将不同类型的脐疗药物填入神阙穴中，再把红外线特定电磁灯对准脐部，每次照射30分钟。

③穴位拔罐：用闪火法对神阙穴及脐周穴位拔罐10分钟。

④耳针：选耳部双耳角孙、神门、心俞、内分泌等穴位，留针30分钟。

⑤头皮针：四神聪、头维、百会、印堂、太阳等穴位，浅刺留针30分钟。

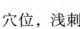

3. 治疗病种方法选择

①对胃肠疾病（便秘、腹泻、胃痛、呃逆）、皮肤疾病（带状疱疹、荨麻疹、风疹），在采用针灸、敷贴神阙药物等治疗方法的同时，加神阙穴及脐周穴位拔罐。

②对失眠、眩晕、抑郁、心悸、单纯性肥胖、颈腰椎病的患者，在针灸、敷贴神阙药物等治疗方法的同时，配合耳针、头皮针等治疗方法。

③对咽炎、咳嗽等仅有上焦痰热表现者，用舌针配脐疗膏外敷、神灯照射，加肩井大椎刺络拔罐。

④对单纯性肥胖患者，在针刺脐周八穴的同时，配耳针、脉冲、敷贴脐疗膏等辅助疗法。

五、治疗效果观察

（1）单纯性肥胖用针刺脐周八穴配电脉冲，再配合脐疗药祛痰湿剂，其减肥效果比单纯的针灸减肥效果明显。

（2）失眠、眩晕、抑郁等疾病，在临床上历来是见效慢、易反复的病种。患者经用脐部敷贴、红外线电磁波照射、耳针等综合治疗一疗程，可以收到明显效果，与单纯用针灸、耳针、中药、西药相比，优于任何一种单一疗法。

（3）对于胃肠疾病（便秘、腹泻、胃痛、呃逆）、皮肤疾病（荨麻疹、风疹）的患者，经辨证后填入不同的脐疗膏后配合其他治疗手段，效果较单纯口服中西医药物及单一治疗效果明显。

分析：脐疗法因其独特的治疗方法和确切的临床效果，在我国医学史上存在数千年而不衰，其优势在于具有取材容易、操作简便、方法灵活、价廉安全、疗效卓著、适宜推广、无化学药物的毒副作用等优点。中药填脐易于透皮，促进由外达内之效。综合脐疗方法具有通络活血化瘀、利水消肿、行气导滞等作用，通过治疗达到气血调畅、阴阳平衡的目的，把脐疗用于常见病、多发病和医疗保健之中，为患者提供了多方位、低成本、高疗效的基本医疗服务，用以达到解决患者看病难、看病贵的问题。脐疗综合治疗方法是一种值得在临床推广应用的方法。

——摘自《中国健康月报》

第六节　针罐药联合治疗咽炎

张亚美[1]，王子珺[2]，指导老师：周庆[3]

摘要：目的：观察针罐药联合治疗咽炎的临床效果。方法：在跟师临床实践操作中总结记录其患者的治疗效果。结果：急性咽炎经 1~2 次治疗可好转或痊愈；慢性咽炎经 3~5 次治疗后，可见好转，1 个疗程后，可以控制复发率或减轻发作程度。突然喑哑者，经治可以立即改善发音效果。结论：针罐药联合治疗咽炎，疗效明确，需要我们传承并推广。

关键词：舌针疗法；刺络拔罐；咽炎

周庆教授为天津名中医传承工作室专家，天津中医药大学硕士生导师，临证三十余载，博采众长，学术精湛，针技超群，在治疗咽炎上独辟蹊径，效如桴鼓。笔者有幸随师侍诊，现录其治疗经验如下。

一、对咽炎的认识

本病在中医学中属"喉痹""喉喑""喉风""乳蛾""梅核气"等病范畴。西医上咽炎即为咽黏膜、黏膜下组织的急慢性炎症，分为急性和慢性两类。急性咽炎多为肺胃积热、痰火搏结、风热上扰咽喉所致；慢性咽炎则多见于肺肾阴虚、虚火上炎、熏灼咽喉，或情志不疏、肝失条达、气郁咽喉，或脾失健运、湿聚生痰、痰聚咽喉，火、气、痰互阻，久病及血，瘀滞咽喉。

二、特色治疗

1. 舌针疗法 患者坐位，针刺前先嘱其漱口，以清洁口腔，让患者将舌自然伸出口外（如舌不能伸出者，可由医者左手垫纱布敷料固定舌体于口外），选用三棱针快速点刺舌面 15～20 次，见到出血点即可。嘱患者用力吸吮舌面，将血吐出，吸吮至自觉舌面干净为止。至此，舌针操作完毕，嘱患者半小时内勿饮水，3 小时内勿饮热水，以防发生舌体肿胀，进食无碍。

2. 刺络拔罐　患者坐位，针刺前先以 75% 的酒精消毒天突穴及大椎穴，取三棱针快速点刺两穴 10 次左右，拔罐，留罐约 10 分钟。

3. 辨证论治　周庆教授将咽炎大致分为风热犯肺型、肺胃积热型、阴虚火旺型、肝郁气滞型、痰瘀互结型五种证型。风热犯肺型多选用银翘散加减，肺胃积热型多选用麻杏石甘汤配伍焦四仙，阴虚火旺型多选用沙参麦冬汤加减，肝郁气滞型多选用柴胡疏肝散或逍遥散加减，痰瘀互结型则选温胆汤合用桃红四物。此外，周庆教授的对药应用也极具特色，如桑叶和桑白皮，芦根和白茅根，鱼腥草和胆南星等。

三、讨论

1. 舌针疗法　舌针疗法可溯源至《黄帝内经》，早在《素问·刺疟篇》已有"不已刺舌下两脉出血"

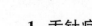

的论述，但现在舌上刺血已几近失传。周庆教授独具匠心，巧妙发挥，主要依据以下两方面而使舌针疗法重放昔日异彩[1]。

一方面，舌为脏腑之外候，与脏腑、经络、气血、津液密切相关。在生理上，脏腑精气上荣于舌；在病理上，脏腑气血的病变亦反映于舌[2]。"揣外而知内，治外而调里"，舌可影响五脏六腑，故刺舌可调治全身。

另一方面，经脉者，内属于脏腑，外络于肢节，主行气血而营阴阳，血气不和则百病乃变化而生。治疗则应"通其血脉，调其气血"，"菀陈则除之。"

周庆教授巧妙地将上述理论应用于舌针，鉴于舌部不宜留针，故采用舌面刺血疗法，并提出"宜快不宜慢、宜短不宜长、宜浅不宜深、散刺多出"的操作准则。即针刺舌部时不强调针感，刺入即可，故针体宜短，且刺入部位较浅，患者疼痛方能减轻；需出血穴位，则散刺、多刺以求出血较多，通过放血疗法引邪从舌而出[3]。

此外，舌为心之苗，心为五脏六腑之大主，心藏神，故可通过舌针疗法以调神，从而达到治病之目的。尤其对梅核气等精神、情志异常占主导因素的咽炎，效果明显。

2. 天突穴　《灵枢·本输》曰："缺盆之中，任脉也，名曰天突。"针刺天突穴能宽胸理气、宣肺化痰、通利气道。其正在咽喉前方，又是任脉与阴维脉的交会穴。《奇经八脉考》谓，任脉"上喉咙，会阴维于天突、廉泉"。所以，无论从局部还是从经脉交会关系上看，天突穴均为治疗咽喉病的首选穴之一[4]。从西医解剖来看，天突穴位于颈前下部，当胸骨柄颈静脉切迹于左右胸锁乳突肌之间所形成的凹陷处，分布有丰富的神经及血管，取本穴刺络拔罐治疗咽喉疾患，泻热解郁，可直达病所。

3. **大椎穴**　为奇经八脉之督脉的穴位，是督脉与手足三阳经的交会穴，又称"诸阳之会"。其可益气壮阳，亦擅解表通阳，清热解毒。大椎穴作为清热要穴，点刺放血，并辅以拔罐，可清泻诸阳经气血之热[5]。

四、典型病例

田××，女，30岁，喑哑3天。患者3天前因食辛辣致咽痛、声嘶，基本不能发音。查咽后壁红肿，伴咳嗽，夜间咳甚，然下肢寒凉，舌红苔黄腻，脉细数，尺脉沉。拟诊急性咽炎，辨证为肺胃积热型，治以清热解毒、利咽开音。予：舌针、穴位拔罐，配合中药。舌针及刺络拔罐操作如上。中药：炒苦杏仁

10g，生石膏 30g，生甘草 10g，射干 10g，炒牛蒡子 10g，薄荷 10g，桔梗 10g，桑叶 10g，桑白皮 10g，金银花 6g，连翘 10g，芦根 20g，白茅根 20g，淡竹叶 10g，淡豆豉 10g，荆芥 10g，紫苏叶 10g，黄芩 10g，鱼腥草 10g，胆南星 10g，白花蛇舌草 10g。疗效：一次治疗之后，患者发音改善，自诉咽部清亮；二诊后已能连续发音，但仍声嘶；之后患者坚持治疗 3 次，痊愈。

五、总结

咽炎病位在咽喉部，任何治疗手段均不如舌针疗法及刺络拔罐直接和迅速，本法不经胃肠吸收和血液循环而直达病所[1]。周庆教授不拘泥于书本理论，博采众长，去粗取精，在治疗咽炎上独树一帜，效如桴鼓，需要我们基层医生加以继承和推广。

参考文献：

［1］周庆．舌针疗法简介［J］．中国民间疗法，2010，18（9）：53.

［2］管遵惠．舌针理论及临床应用［J］．云南中医学院学报，1988，11（4）：23.

［3］刘旭强．周庆教授舌针临床经验撷要［J］．广西中医药，2013，36（5）：52－53.

［4］卓廉士．试述针灸分经辨治慢性咽炎［J］．实用中医药杂志，2002，18（8）：44.

［5］李羽佳．大椎穴刺络拔罐应用举隅［J］．山西中医，2013，29（6）：36.

第七节　周庆教授治疗寒湿型脏躁的经验

继承人张亚美，刘旭强

关键词：针刺；脐周八穴；脏躁

周庆教授，天津市周庆中医传承工作室导师，天津市中青年名中医，天津中医药大学硕士生导师，临证30余载，医术精湛，针技超群，在治疗脏躁上很有特色。笔者有幸随师侍诊，现总结其治疗寒湿型脏躁经验如下。

一、对寒湿型脏躁的认识

脏躁首见于汉代张仲景的《金匮要略》："妇人脏躁，喜悲伤欲哭，象如神灵所作，数欠伸，甘麦大枣汤主之。"《中医内科学》将脏躁归为郁证中的心神失养型。周庆教授在大量的门诊中发现，下焦寒湿型脏躁的患者比例大，其病因中外因包括：①饮食不节，嗜食生冷黏腻。②家庭、工作环境潮湿，或平素娱乐活动如游泳、垂钓等环境湿冷。③失治误治：患者嗜食肥甘厚味、烟酒不忌或其他原因导致湿热内蕴，妄用苦寒药物攻泄，损伤阳气，湿热转为寒湿。④思虑伤脾、损伤脾阳等。内因责之于患者正处于更年期的特殊阶段，天癸渐竭，肾脏渐衰，肾阴肾阳亏损，肾阳不足，脾阳失于温煦，脾失健运，则湿浊内生。所以，寒湿型脏躁脾肾阳虚为本，寒湿为标，内外合邪，湿性重浊黏腻，趋于下焦，缠绵难愈。

二、治疗经验

1. 脐周八穴　天枢（双）、滑肉门（双）、外陵（双）、水分、阴交。

2. 火针疗法　患者仰卧位，充分暴露腹部，针刺前用75％的乙醇消毒穴位，选取一次性细毫针，待针烧红后迅速刺入穴位，操作要求红、准、快。

3. 辨证论治　以甘麦大枣汤为基础方，处方：痰蒙清窍者，加远志 20g、石菖蒲 20g、金礞石（煅）30g，增加人中、内关（双侧），强刺激以醒脑开窍；肝郁脾虚者，加柴胡 10g、郁金 20g、山药 20g、白术 10g，增加合谷、太冲、三阴交、丘墟、手三里、足三里（均双侧）、中脘（火针），以疏肝解郁、健运中焦；下焦寒湿明显者，加细辛 3g、肉桂 6g、高良姜

10g，以温中散寒，增加中脘（火针）、手三里、足三里（双侧、火针）、涌泉（火针）、丰隆（双）、阴陵泉（双），以引火归原，散寒除湿。

三、病例介绍

高某某，女，56 岁，主诉焦虑 1 月余。患者诉退休赋闲在家，2 年前绝经，常自觉胸闷憋气，严重时有濒死感，但心脏相关检查均无明显异常。生活中焦虑，疑神疑鬼，胆小畏惧，需他人陪伴方能有安全感。尿频，舌暗，苔白厚腻，脉沉细。诊断：脏躁；辨证：下焦寒湿型。治疗：脐周八穴，火针，配关元（双）、血海（双）、手三里（双）、足三里（双）、丰隆（双）、阴陵泉（双），火针；合谷（双）、太冲（双），提插泻法；人中、内关（双），雀啄泻法。处方：甘麦大枣汤合温胆汤加减：浮小麦 30g，大枣10g，炙甘草 10g，陈皮 10g，半夏 10g，茯苓 10g，竹茹 10g，厚朴 10g，青皮 10g，苏梗 10g，桔梗 10g，白芥子 20g，柴胡 6g，白芍 20g，郁金 15g，香附 20g，鸡内金 20g，石菖蒲 20g，远志 20g，金礞石（煅）20g，天竺黄 30g，佩兰 20g，苍术 10g，滑石 6g。患者治疗两次后自述心境开阔，病情明显好转，后继续巩固治疗，12 天后基本痊愈。

按：周庆教授用脐周八穴合甘麦大枣汤加味治疗寒湿型脏躁疗效较好，这种疗法既可克服单纯西药治疗造成的副作用，又可缩短病程，提高患者的生活质量，并节省了医药费用，减轻了患者的家庭负担。

第八节　周庆主任治疗小儿
食积痰热咳嗽经验

研究生付水兵，继承人王婷

摘要：总结周庆主任治疗小儿食积痰热咳嗽的经验。方法：跟随老师临床、观察学习，整理其经验。结论：其治疗小儿食积痰热咳嗽，除宣肺、消食导滞外，特别注重健脾和胃、化痰止咳。

关键词：食积；痰热；咳嗽；传统疗法；名医经验

周庆主任中医师是天津市青年名中医、天津中医药大学研究生导师，从事中医临床工作30余载，积累了丰富的临床经验，是一位全科大家，擅长运用中医中药针灸治疗内、儿、妇、皮肤、眼、泌尿科疾病，尤擅长发热、咳嗽、哮喘、月经不调、中风后遗症、偏瘫、带状疱疹、前列腺炎等疾病。就诊小儿患者中

·245·

咳嗽占绝大多数，其中多以食积痰热咳嗽为主。她用药不墨守成规、独具匠心，其用药多味淡、量轻少而精，深受病人喜欢。我有幸拜周庆为师，随她侍诊，颇有感触，获益匪浅。今不揣浅陋，就其治疗诊病经验总结如下，以飨同道。

一、病因病机

周主任对小儿食积痰热咳嗽发病的认识：小儿脏腑娇嫩，形气未充，脾常不足，运化力弱，家长溺爱，乳食不知自节，进食大量肥甘厚味，造成饮食积滞，食积内停，郁而化热；感受风寒、寒邪化热入里，或感受风热，与食积之邪相合，内外相引而出现高热，炼液成痰，阻于气道，肺失清肃，则致咳嗽痰多、痰黏色黄；外感之邪与食积之邪熏蒸于上，则咽红咽痛、舌红苔黄腻；食积中焦，阻滞气机，则腹胀；热烁津液，则口渴、小便短黄、大便干结或不解；脾胃郁热，熏蒸于外，则可见手足心热，腹部灼手、目赤唇红、口臭。《脉确》云："食积胃，胃生热，胃热上熏，则包络与心肺皆热。包络之脉入掌中，肺脉行其前，心脉行其后，故掌中亦热。经所谓掌中热者，腹中热是也。"因此，周主任认为小儿为纯阳之体，脾胃脆弱，易于外感内伤成疾，食积痰热咳嗽是内伤乳食和外感风邪共同作用的结果，正如《景岳全书·小儿则》所述："盖小儿之病，非外感风寒，则内伤饮食。"

二、辨证论治

周主任诊病特别仔细，重视触诊和听诊。除问诊外，她特别注意听小儿胸部和叩触小儿腹部、触摸手指。周主任认为小儿食积痰热咳嗽由外感内伤共同所致，根据临床表现治疗用药有所侧重。临床表现为咳嗽声重，痰多或少，色黄黏稠，咳痰困难，发热口渴，咽红咽痛或痒，喉间喉鸣或呼吸音粗，手脚心热，腹胀，不欲饮食，小便黄短，大便干结，舌红苔黄腻，指纹淡紫或脉滑数。治则治法：清肺止咳，消食导滞。方药清肺止咳导滞方为老师经验方，药物为芦根、白茅根、桑叶、桑白皮、鱼腥草、胆南星、苦杏仁、栝楼、地龙、生甘草、焦山楂、焦神曲、焦麦芽、焦槟榔，其中以焦四仙为君药消食化积和中，以芦根、白茅根、桑叶、桑白皮、鱼腥草、胆南星、苦杏仁、栝楼为臣药清肺化痰止咳，以地龙为使药清肺平喘，以生甘草为佐药补益脾气、调和诸药。加减：停食，加鸡内金、焦谷芽；咳重，加桔梗、川贝母；热甚，加白花蛇舌草、生石膏、黄芩、板蓝根、金银花；目赤，加菊花；腹胀明显，加枳实、厚朴；痰白黏，脉滑，加桂枝、炒莱菔子、白术、生姜；大便不通，加火麻仁、郁李仁；汗多，加龙骨、牡蛎；鼻塞流涕，加辛夷、苍耳子等。老师认为清凉药物不宜过量，中病即止，一般2~4剂。

三、治疗用药特点

（1）周主任用药独特，多用药对，药味多在16味左右，如芦根与白茅根、桑叶与桑白皮、鱼腥草与胆南星、炒苦杏仁与栝楼、焦四仙。其中芦根与白茅根、桑叶与桑白皮以清肺泻热，鱼腥草与胆南星以清肺化痰，炒苦杏仁与栝楼以宣肺止咳，焦四仙以消食导滞通便；多用生甘草以清肺泻热，补脾和胃，祛痰止咳，调和诸药，以免复损脾胃正气，有碍身体康复；善用地龙以清热定惊、通络平喘，其为血肉有形之体，清热熄风，其性走窜，可增强他药疗效，防止疾病迁延不愈。

（2）周主任善用中医传统疗法。

①三棱针点刺放血　对于高热不退患儿，周主任认为急则治其标，用三棱针点刺耳尖放血以泻其热，以防疾病进展。

②穴位敷贴治疗　对于痰多咳嗽患儿，外用祛痰止咳膏贴敷于神阙、天突、大椎等穴位，以祛痰止咳。

③小儿推拿疗法　对于手脚心热、大便不通患儿，摩腹，清脾胃，清大肠，掐合谷，退六腑，运内八卦，清天河水，平肝，分阴阳等。

四、典型病例

刘某某，男，5岁，2015年1月15日初诊，因停食、咳嗽2天，伴有口臭、咽干，咳嗽声重少痰，痰黄稠不易咳出，面色萎黄，食欲不振，小便黄，大便干结，舌红苔少黄，脉浮数。查体：体温37.5℃，咽充血（＋），扁桃体无肿大，双肺呼吸音粗，腹胀。辨证为食积痰热咳嗽，治以清肺止咳、消食导滞，拟清肺止咳导滞方加减。处方：芦根10g，白茅根10g，桑叶10g，桑白皮10g，鱼腥草10g，胆南星10g，焦山楂10g，焦神曲10g，焦麦芽10g，焦槟榔10g，炒苦杏仁10g，栝楼10g，白花蛇舌草10g，生甘草10g，地龙10g，焦谷芽10g。上方4剂，每日一剂，水煎服，取汁200mL，分3～4次温服。2015年1月19日复诊，饮食好转，大便通畅、量多，无发热，无腹胀，咳嗽明显减轻，偶有干咳，上方去白花蛇舌草，加桔梗6g，两剂，巩固治疗。

按：其中组方的精妙之处在于白茅根甘而不腻膈，性寒而不碍胃，利水而不伤阴，善清血分之热；芦根味甘而不滋腻，生津而不恋邪，专清气分之热。二药配伍，一气一血，气血双清，一清一透，发汗解表，清热退热，故不咳嗽。桑白皮辛散苦降，泻肺平喘，利水消肿；桑叶轻清疏散，清热去风，清肺止咳。桑白皮以降气平喘为主，桑叶以宣肺平喘为要。二药伍用，一宣一降，宣降合法，清热平喘止咳甚妙。值得关注的是，本方的升华部分为"焦四仙"。其实，它不是一味药，而是四味药，即焦麦芽、焦山楂、焦神曲、焦槟榔。这四味药均有良好的消积化滞功能，又有各自不同的特点。焦麦芽有很好的消化淀粉类食物的作用，焦山楂善于治疗肉类或油腻过多所致的食滞，焦神曲则利于消化米面食物，焦槟榔善于润肠通便、下气破积。四药合用，能明显地增强消化功能，调理脾胃，因此临床上合用并称为"焦四仙"。焦槟榔润肠通便而不伤正气，与炒苦杏仁、栝楼仁合用达到通腑泻热、釜底抽薪的目的，真正体现了肺与大肠相表里的辨证思维，是本方的点睛之笔。另外，加上白花蛇舌草、生甘草、地龙起到消炎抗病毒的辅助作用，地龙还可以预防小儿由咳嗽身热引起的惊风抽搐。桔梗宣肺，祛痰，利咽，排脓，归肺经辛散苦泄，宣开肺气。

五、体会

发热、咳嗽是小儿时期的常见症状，而食积、痰热、咳嗽是 5 岁以下小儿咳嗽的最常见类型，是小儿就诊的主要原因之一，严重危害小儿的身体健康。我认为肺气的肃降有利于大肠的传导，相反，大肠的通畅也有利于肺气的肃降。在食积、痰热、咳嗽的辨证治疗中，有时一味使用清肺化痰平喘的药物，往往收效不大。若配伍通腑泻热药，常可明显收效。其通腑之法，不光可以泄肺止咳，还可搜刮涤痰，适用于小儿食积咳嗽，痰浊壅塞气道，肺失清肃者，使壅盛之痰饮得以消除，逆乱之气血得以平复，则急性症状可以缓解。其中桔梗一味，寓意甚妙。肺质中空，以通为补，故遣一味桔梗，借其升散之性，使全方灵动活泼。脾为生痰之源，肺为储痰之器，肺与大肠相表里。周老师治疗标本兼治，消食理脾清肺，使脾气健旺，培土生金，肺气以足，大肠通畅，咳嗽自消。她认为小儿虽为纯阳稚阴之体，脏腑娇嫩，脾胃脆弱，易于外感内伤于成疾，但小儿脏气清灵，治疗及时，处理妥当，预后较好。

第九节　非典型幼儿急疹的
中医治疗及其他

继承人王子珺

摘要：本文简要叙述了非典型幼儿急疹的特征及其中医治疗方法，并围绕幼儿发烧的相关问题，比如退烧、煎药、喂药等，进行了普及性的介绍。

关键词：非典型；幼儿急疹；中医；治疗

一、幼儿急疹

幼儿急疹，传统称为"奶麻"，一岁以内幼儿多发。病因为感受幼儿急疹时邪所致，病位主要在肺胃，基本病机为邪正相搏，肺胃热毒泄于肌肤[1]。

1. 典型幼儿急疹的症状　急起发热，一般高烧3天，热退疹出，全身出现玫瑰红色小丘疹。

2. 非典型幼儿急疹的症状　急起发热，高烧未必3天，体温未必很高，未必热退疹出，未必全身出现玫瑰红色小丘疹，发疹无一定顺序。

二、相关医家论"疹"书目

1. 宋代钱乙著《小儿药证直诀》

2. 金代李东垣著《兰室秘藏》

3. 元代朱震亨著《丹溪心法·卷二·斑疹七》

4. 明代张介宾著《景岳全书》

5. 清代陈复正著《幼幼集成·卷之四·斑疹隐疹症治》《幼幼集成·卷之五、卷之六·万氏痘麻》

6. 清代吴瑭著《温病条辨·卷六·解儿难·疹论》

7. 清代黄元御著《四圣悬枢·卷四·疹病解》《卷五·问疹四条》

8. 今人吕英著《李可中医药学术流派传承丛书·师徒答问儿科篇·第63问》

笔者愚陋，只检出上述八条或多或少有关疹病的论述，窃以为论小儿疹病，当推黄元御，此不细述。

三、非典型幼儿急疹的中医治疗

1. 治疗原则

解表清热。

2. 治疗方法

（1）方剂

方剂一：疏表灵颗粒。功效：散风解表，解肌透疹，清热解毒。

方剂二：太子参10g、侧柏叶10g、南豆花5g、白鲜皮10g、蝉蜕10g、乌梅5g、甘草3g、冰糖5g[2]。

方剂三：太子参 15g、云苓 10g、白术 30g、炙甘草 15g、钩藤 5g、蝉蜕 5g、侧柏叶 5g、杧果核 15g、谷芽 10g、滑石 10g、山茱萸 5g[3]。

（2）针灸降温

耳尖放血。大椎穴刺血拔罐，一般不超过 10 分钟。

（3）药物降温

羚羊角颗粒。

（4）小儿推拿降温[4]

"三字经派小儿推拿"，无论男女，都只推左手。

主要穴位：天河水穴、六腑穴、三关穴。

天河水穴：

掌面一侧的腕横纹到肘部这一段，为天河水穴，是清热的主要穴位，主要用于全身性的发热，孩子一般的发烧都可以推这个穴位。从掌面一侧腕横纹推到肘部，为"清天河水"，又名"小天河水"，清热的力量适中，一般的发烧这样推就可以；从肘部推到掌面一侧腕横纹，为"下取天河"，又名"大天河水"，清热的力量更大，一般在高烧时用。

六腑穴：

从肘部靠近小拇指这一侧，下推到小拇指侧腕横纹处，为退六腑，主要用于清脏腑之热，如发烧兼有肺热喘嗽，或脾胃食积化热等。

三关穴：

从手腕靠近大拇指这一侧上推到肘部，为推上三关，具有温补阳气的作用，一般孩子发烧兼有阳气虚时，可以推上三关。

（5）其他降温方法

用温毛巾或用棉球沾稀释后的酒精擦拭幼儿腋窝、关节，头部可贴小儿降温贴。

（6）注意事项

一是及时补充水分，防止幼儿因出汗多而脱水；二是房间既要保持适当温度，不要让幼儿着凉，又要适当通风，避免因长时间发热出汗而发生其他皮疹。

四、其他散论

1. 孩子为什么发烧[5]　中医认为，所谓发烧，多数是因为有邪气（如西医学所说的病毒、细菌、支原体、衣原体等，都属于邪气）侵袭人体。此时，人体的正气（抵抗力）便要奋起与之抗争，于是在肌表打得热火朝天，这个热火朝天的状态，就是发烧。

2. 孩子发烧一定是坏事吗[6]　发高烧是人体正气充足、抗邪能力强的表现，从这个意义上讲，绝对是好事，大可不必见烧就乱、逢烧就慌。但是，总体上来说，发烧是好事还是坏事呢？答案是：不一定。

3. 中医治疗发烧的优点 中医治疗发烧，都是通过由外而来的援兵，帮助孩子的正气把邪气赶出去，即中医常说的"扶正祛邪"，邪气被赶出去了，自然就不发烧了。而且中医治疗发烧有三个优点：一是见效快，二是不伤身体，三是治好后不会反复[7]。

有的朋友会问："孩子发起烧来，吃中药效果一点儿都不快，甚至有的孩子发烧吃中药怎么都没用呢？"这里除了辨证不准、用药不对症外，还有一个很大的原因，那就是吃的方法不对。大家吃中药一般都是一天两次，或者一天三次。事实上，发烧的时候，最好不这么吃，而是 2～4 小时吃一次。为什么这么频繁呢？大家知道，发烧对于孩子来说是一个比较急的病，就好比敌人打进来了，跟我们打的是闪电战，而不是持久战。此时，我们总不能一天只派三次兵，而是应当源源不断地派兵，集中优势力量，才能在最短的时间内速战速决，将敌人歼灭。持久战是用来治疗慢性病的[8]。

4. 如何煎中药[9]

用具：以砂锅、瓦罐最佳。

火候：分为文火和武火。文火，又称慢火，火力小而缓；武火，又称急火，火力大而急。药物煎煮的火候与时间是由药性决定的。一般来说，治疗发烧的解表药、用来泻火的清热药宜用武火煎煮，时间宜短，煮沸后煎 3 ~ 5 分钟即可；补益药需用文火慢煎，时间宜长，煮沸后再继续煎 30 ~ 60 分钟。具体用火，需遵医嘱。

煎法：

先将药材浸泡 30 ~ 60 分钟，加水量以高出药面二指（2 厘米）为度。一般中药需煎煮两次，第二次煎加水量与药齐平。两次煎取的药液去渣滤净混合后，分 2 ~ 3 次服用（煎两遍、兑一起、喝三次）。

5. 如何喂药[10]

（1）小儿用药以液体制剂为好，如糖浆剂、乳剂、药水等。如果是药片，可碾成末，混在糖水、果汁或其他香甜可口的液体中，再喂给孩子吃。

（2）苦味重的药，可利用稀饭表面上的一层饭皮，把药包在里面给孩子吃，然后再喝点糖水，或者采用"果酱夹心"的方法，即在小勺里先放点果酱，把药粉倒在上面，然后在上面再加一层果酱，让孩子吃下去。

（3）容易反胃或者喂药困难的孩子，喂药时可不让孩子看见药，当孩子不注意时，连同食物或糖水一起喂下。

（4）喂药前不要喂奶，不要吃东西，因为孩子吃饱了不想再吃东西，如果要强喂，易使孩子反胃，把药和吃进去的东西一起吐出来。

（5）拒绝服药的孩子，必须强制喂药时，动作要迅速，可用大拇指和食指紧按小儿的两颊，使上下颌分开，再将盛有药液的汤匙放在上下牙之间，直到将药液咽下为止，避免捏鼻硬灌。

（6）勺里的药不能顺着舌头往里直灌，这样容易呛着，也不能把药倒在舌面上，孩子很快尝到苦味，会一下子把药喷出来。应当将药先从孩子的嘴角倒入舌边，稍停一下，等孩子快要咽下时再把勺抽出。

（7）对大一点的孩子，应当鼓励他自己服。可以准备一些糖果、糕点等，孩子服了药，就马上表扬和鼓励，给予糖果等，尽量消除孩子对服药的恐惧心理。

（8）婴儿在喂药后，要抱起来轻轻拍打背部，然后再让孩子睡下，以免反胃呕吐。

（9）中药丸、片可研碎，用沸水调化，再加入白糖调匀喂服。

（10）对于服药恶心、呕吐的孩子，可以采用少量多次服用的办法。喂药过程中如出现恶心或呕吐，可以暂停喂药，再喂时，可以改变一下方式。

参考文献：

［1］钱乙．小儿药证直诀［M］．北京：人民卫生出版社，2006.

［2］李东垣．兰室秘藏［M］．北京：人民卫生出版社，2005.

［3］朱震亨．丹溪心法［M］．北京：人民卫生出版社，2005.

［4］张介宾．景岳全书［M］．北京：人民卫生出版社，2007.

［5］陈复正．幼幼集成［M］．北京：人民卫生出版社，2006.

［6］吴瑭．温病条辨［M］．北京：人民卫生出版社，2005.

［7］黄元御．黄元御医籍经典——四圣心源·四圣悬枢［M］．太原：山西科学技术出版社，2011.

［8］孙洽熙．麻瑞亭治验集［M］．北京：中国中医药出版社，2010.

［9］吕英．李可中医药学术流派传承丛书·师徒答问儿科篇［M］．太原：山西科学技术出版

社，2014.

［10］刘志新，等．家庭实用偏方、秘方和验方［M］．哈尔滨：黑龙江科学技术出版社，1992.

第十节　中医治疗乳腺炎（乳痈）方法浅述

继承人王子珺

摘要：本文主要依据中医经典及笔者临床体会，从方剂、针灸、按摩、外敷及其他方面对中医治疗乳腺炎（乳痈）的方法进行了简要讲述。

关键词：中医；治疗；乳腺炎；方法

一、古代医家乳痈论治

1.《诸病源候论》论乳痈候　肿结皮薄以泽，是痈也。足阳明之经脉，有从缺盆下于乳者。劳伤血气，其脉虚，腠理虚，寒客于经络，寒搏于血，则血涩不通，其气又归之，气积不散，故结聚成痈。痈气不宣，与血相搏，则生热，热盛乘于血，血化成脓；亦有因乳汁蓄结，与血相搏，蕴积生热，结聚而成乳痈者。

……怀娠发乳痈肿及体结痈，此无害也。盖怀胎之痈，病起阳明，阳明胃之脉也，主肌肉，不伤脏，故无害。

诊其右手关上脉，沉则为阴，虚者则病乳痈。乳痈久不瘥，因变为瘘。

另：乳肿候、妒乳候、乳疮候、发乳溃后候、发乳后渴候、发乳下利候、发乳就不瘥候、发乳余核不消候、发乳瘘候、疽发乳候、乳结核候，可参看。

按语：……此十二候，集中论述乳房疾病，因为这是妇人的常见病和多发病，其中乳肿、妒乳、乳痈和乳疮，尤其是乳痈，是属于急性感染性病证。发乳溃后、渴、下利候，是乳痈的多见并发症。发乳就不瘥，余核不消，及乳瘘，每每是乳发治疗不当的后遗症，预后较差。疽发乳当为乳痈的重症。乳核有良性与恶性之别，文中没有论及。

2. 《儒门事亲》关于乳痈的论治　夫乳痈发痛者，亦生于心也，俗呼曰吹乳是也。吹者，风也。风热结薄于乳房之间，血脉凝注，久而不散，溃腐为脓也，可用一法禁之。……（予按：下述方法不可取，此不细述。）

3. 《丹溪心法》关于乳痈的论治　乳房阳明所经，乳头厥阴所属。乳子之母，不知调养，怒忿所逆，郁闷所遏，厚味所酿，以致厥阴之气不行，故窍不得通，而汁不得出，阳明之血沸腾，故热胜而化脓。亦有所乳之子，膈有滞痰，口气燉热，含乳而睡，热气所吹，遂生结核。于初起时，便须忍痛，揉令稍软，吮令汁透，自可消散。失此不治，必成痈疖。治法，……若加以艾火两三壮于肿处，其效尤捷。不可辄用针刀，必至危困。

乳痈方

青皮、栝楼、橘叶、连翘、桃仁、皂角刺、甘草节。如已破者，加参、芪。

上以水煎，入酒服。

乳痈奶劳燉肿。

石膏（煅）、桦皮（烧）、栝楼子、甘草节、青皮。

上以水煎服。

治乳有核。

南星、贝母、甘草节、栝楼各一两，连翘半两。

上以水煎，入酒服。

又方

人参、黄芪、川芎、当归、青皮、连翘、栝楼、白芍、甘草节。

上以水煎，入酒服。

乳硬痛。

没药一钱、甘草三钱、当归三钱。

上作一服，水煎，入酒少许，热饮。

吹奶。

金银花、大荞麦、紫葛藤等分。

上以醋煎洗患处立消。如无下二物，只金银花亦可。

乳栗破，少有破，必大补。

人参、黄芪、白术、当归、川芎、连翘、白芍、甘草节，上以水煎服。

（予案：一、以酒佐服，不利于继续哺乳。二、"乳栗破，少有破，必大补"，若催发乳汁，岂不又堵塞乳管，病患复发？）

4.《景岳全书》关于乳痈的论治　产后吹乳，因儿饮乳，为口气所吹，致令乳汁不通，壅结肿痛，不急治之，多成痈溃，速服栝楼散，外以南星末敷之，更以手揉散之。势甚者，惟连翘金贝煎最妙。

产后妒乳，因无儿饮乳，或儿未能饮，余乳蓄结作胀，或妇人血气方盛，乳房作胀，以致肿痛，憎寒发热，不吮通之，必致成痈。若肿不消，用麦芽二三两炒熟，水煎服，立消。

一方：用陈皮一两，甘草一钱，水煎服。

一方：治吹乳，乳痈肿痛，用萱草根擂酒服之，以滓罨患处。

5.《外科证治全生集》关于乳痈的论治　妇人被

儿鼻风吹入乳孔，以致闭结，名曰妒乳。内生一块，红肿作痛者，大而言痈，小而言疖。以紫河车草、浙贝各三钱为末，黄糖拌陈酒服，醉盖取汗。或用炒白芷、乳香、没药（各制净）、浙贝、归身等分为末，每服五钱酒送。专治乳痈乳疖，一服全消。如溃，以醒消丸，酒送一服，以止其痛，外贴洞天膏，自愈。如患色白者，应以流注法治。倘溃烂不堪者，以洞天救苦丹，按法与服。七日后，接以大枣丸，日服收功。

二、方剂法

1. 朱丹溪方（见上述）

2. 张介宾方（见上述）

3. 孙一民乳腺炎方：

组成：蒲公英 30g，金银花 30g，连翘 30g，栝楼 24g，赤小豆 18g，当归、郁金、浙贝母、大青叶、青皮各 9g，紫苏梗 5g，桔梗 5g。

用法：水煎服。

功效：清热解毒，理气活血。

主治：乳腺发炎，乳房红肿热痛，脉数有力，苔白或黄。

方解：方中用蒲公英、金银花、大青叶、连翘清热解毒，栝楼、紫苏梗、桔梗、青皮宽胸理气，当归、郁金活血解郁，赤小豆利湿清肿，浙贝母散结。上药合用，共达清热消肿止痛之目的。

按语：亦可同时用鲜蒲公英 500g，洗净，切碎，捣如糊状，外敷发炎的乳上，每日换 1 次。内外兼治，疗效更佳。消脓后即不宜用。

4. 蒲皂鹿角煎（龙家俊方）

组成：蒲公英、紫花地丁、忍冬藤各 30g，皂角刺 10g，生大黄、川桂枝各 6g，赤芍、黄芩 9g，鹿角片（先煎）12g。

用法：水煎服，每日 1 剂，分 2 次服。

功效：清、通、温三法合用。

加减：初期畏寒发热，加荆芥、防风各 9g，热甚者加生石膏 30g（先煎），硬块久不消者加桃仁 9g、川芎 8g，乳汁不畅、乳房胀甚者加通草 5g、路路通 10g；如成脓而未熟者加生黄芪 15g、当归 10g；产妇不哺乳或断奶后，乳汁壅胀者加焦山楂 15g、生麦芽 60g。

按语：注意事项：①皮肤焮红，灼热，用金黄散外敷。②乳腺炎脓已成，应适时切开引流，切口方向、大小及深浅要适宜。③乳头如有破损或皲裂，用鸡蛋油外涂（用 10 个煮熟的鸡蛋去白留黄，文火炒至出油后用其油）。④如有乳头内陷，应经常挤捏提拉矫正。

（以上二方出自吴军主编的《名老中医屡试屡效方》）

5. 热毒聚结乳痈案（施今墨方）

病例：李某，女，26岁。产后二十天，右乳房红肿胀硬，疼痛拒按。身觉寒热不适，病已四天。大便微干，小溲黄，舌苔薄白，脉象数。

辨证立法：热毒聚结，气血壅滞，乳汁潴留，络道瘀阻，毒热蕴积成痈。主以清热消毒，宣通络道。

处方：蒲公英24g，金银花15g，青连翘10g，全栝楼24g，制乳没各10g，当归尾6g，香白芷5g，山慈姑10g，萱草根10g，青皮10g，王不留行10g。

二诊：服药三剂，痛肿大为缓解，寒热已退；原方加贝母10g，再服两剂后完全消肿。

6. 毒邪外侵内热郁积乳痈案（施今墨方）

病例：杨某，女，34岁。产后9个月，仍在哺乳期，两日前忽觉右乳房红肿胀痛，局部灼热，周身寒热，大便干燥，食欲不佳，舌苔微黄，脉象数而弦。

辨证立法：哺乳9个月，已非乳腺阻滞所致，由毒邪外侵、内热积郁而发。邪热相乘，来势甚急，当以清热解毒，调和气血，以消炎肿。

处方：山甲珠10g，炒枳壳5g，酒川芎5g，酒当归6g，山慈姑10g，青连翘10g，制乳没各10g，川郁金 10g, 苦桔梗 5g, 忍冬藤 6g, 杭白芍 (柴胡 5g 同炒) 10g, 全栝楼 (薤白头 10g 同打) 18g, 忍冬花 6g, 粉干草 3g。

二诊: 进药三剂, 寒热止, 炎肿消减, 自觉肿胀轻松, 按之尚痛, 大便甚畅, 食欲增加, 再按原方加减。

处方: 白杏仁 6g, 酒当归 10g, 山慈姑 10g, 全栝楼 (薤白头 10g 同打) 18g, 杭白芍 (柴胡 5g 同炒) 10g, 旋覆花 (代赭石 12g 同布包) 6g, 山甲珠 10g, 制乳没各 10g, 酒川芎 5g, 炒枳壳 5g, 苦桔梗 5g, 粉干草 3g。以上共服三剂, 肿胀全消, 已能正常哺乳。

(以上二方出自祝谌予等整理《施今墨临床经验集》)

7. 麻瑞亭乳痈方

治则: 疏肝通经, 活血化瘀, 凉营解表, 消肿止痛。

方药: 桂枝 6~9g, 粉丹皮 9g, 苦桔梗 9g, 炒桃仁 15g, 清浮萍 12~15g, 生地 9~12g, 天门冬 9~12g, 甘草 6g。

三、针法

1. 乳痈, 寒热短气, 卧不安, 膺窗主之。

2. 乳痈，凄索寒热，痛不可按，乳根主之。

3. 妒乳，太渊主之。

4. 乳痈有热，三里主之。

5. 乳痈惊痹，胫重，足跗不收，跟痛，巨虚下廉主之。

（以上见《针灸甲乙经》）

6. 乳痈：下廉、三里、侠溪、鱼际、委中、足临泣、少泽。

7. 乳肿痛：足临泣。

（以上见《针灸大成》）

四、灸法

灸乳根穴，每日 1～2 次，每次 10～15 分钟。

五、按摩法

沿乳腺导管方向按摩，尤其有硬块的部位以适当力量按摩至乳汁排出，一般两小时一次，也可根据情况适当调整按摩时间。乳头如有"白疙"，则将其消毒后挑开，用真空罐拔一下，然后按上述方法按摩排奶。

六、外敷法

1. 乳痈外敷膏（崔文彬方）

组成：明没药 12g，木鳖子 12g，煨儿茶 12g，巴豆 8 个，铜绿 12g，大麻子 20 粒，粒松香 12g，香油 6 两。

用法：先将没药、木鳖子、儿茶、铜绿研为细末，再把巴豆、大麻子去皮后捣烂，铁锅将香油、松香烧开并把上药放入，用柳树枝去皮搅成膏状，每晚临卧时外敷乳痈患处。

功效：解毒消肿，止痛散结，用于未溃期乳痈。

2. 可外用金黄散或芙蓉膏，或芒硝或捣烂的鲜蒲公英敷在红肿处。如乳头溃破，外用黄连膏，每日 1~2 次，连用 3~5 天。

七、电火针法

如已化脓，可用电火针排脓法治疗脓肿。操作时注意进针的深度应等于脓腔的深度，方向应垂直刺入或斜向上，以便引流；出针时，应在出口皮缘处旋转一周，以防出血。临床观察发现，电火针排脓与西医学切开排脓对比，有切口小、组织损伤小、伤口引流通畅、换药方便、患者痛苦少、不易引起功能障碍等优点。

第十一节　周庆主任"针药并济"理念及临床应用简述

王子珺

"针药并济"是在中医理论的指导下，辨证选方择药、审经施刺行灸，拔罐、放血、熏蒸等多种手段联合运用的治疗理念。针灸简捷易行，见效迅速；方药既能单独运用取效，又可配伍运用以增强效果。在临床如何选用针、灸、药治病，是因人因病而施，决不千篇一律。选用原则是根据辨证论治的需要，病情的轻重缓急，病灶的部位大小等来决定。

"针药并济"理念是周庆主任几十年工作的精髓，我在这三年的跟师学习中，在周主任的悉心指导下，并经过自己的不断努力，目前已经领会了周庆主任"针药并济"的医疗观念。我在跟师学习期间，老师会在重点需要防范的地方及时地教导我们，避免我们走弯路，用错治疗方法，对我们独立应诊有着重要的指导意义，使我收获颇丰。

例如，当哺乳期患儿来就诊时，因患儿服药困难，采用给患儿施用微针、穴位敷贴等手段治疗，给母亲服用药物，让孩子通过哺乳给药来达到调理脏腑的标本兼治的治疗目的，疗效非常快捷，这种综合的治疗方法很受患者家长的欢迎。

再如，对于年龄较大的患者，周老师在接诊时常常告诫我应注意事项：要仔细询问患者的病史、用药史、家庭生活习惯、体质状况，因为他们的体质状况原因，用药要参考小儿临床用药剂量，不能用药过于峻猛，以防对老年人造成伤害。

在我自己独立应诊期间，发现很多老年患者脾胃虚弱，不受药，服药后反而胃部不适，我就先用微针调理其脏腑功能，再施以方药，效果显著。

一、微针特色疗法概述

根据周庆老师临床常用微针治疗方法，我们总结了老师的舌针、耳针、腹针等五种微针诊疗规范，并运用于临床。

（一）舌针疗法

1. 舌针疗法概述

舌针疗法是针刺舌体上的一些特定穴位，以治疗疾病的一种针刺方法。舌为心之苗，又为脾之外候，脏腑气血上营于舌，而舌与脏腑的联系是通过经络实现的。如手少阴心经之别系舌本，足太阴脾经连舌本，散舌下，足少阴肾经挟舌本，足厥阴肝经络舌本，足太阳之筋，其支者，别入结于舌本，足少阳之筋，入系舌本，上焦出于胃上口，上至舌，下足阳明等。这些说明五脏六腑都直接或间接地通过经络、经筋与舌相联，脏腑的精气上荣于舌，脏腑的病变也必然影响精气的变化而反映于舌象。亦即舌不仅具有辨滋味、调声音、拌食物等生理功能，而且它和肌体是一个整体，为脏腑的外候。舌与全身脏腑器官密切联系，针刺舌上的特定穴位，具有疏筋通络、活血止痛的功效，可用以治疗多种病证。

2. 舌针疗法基本内容

（1）穴位的定位与主治

基础舌穴

①心穴：位于舌尖部，主治心经相应疾病。

②肺穴：位于心穴旁开 3 分处，主治肺经相应疾病。

③胃穴：位于舌面中央，心穴后 1 寸处，主治胃经相应疾病。

④脾穴：位于胃穴旁开 4 分处，主治脾经相应疾病。

⑤胆穴：位于胃穴旁开 8 分处，主治胆经相应疾病。

⑥肝穴：位于胆穴后 5 分处，主治肝经相应疾病。

⑦小肠穴：位于胃穴后 3 分处，主治小肠经相应疾病。

⑧膀胱穴：位于小肠穴后 3 分处，主治膀胱经相应疾病。

⑨肾穴：位于膀胱穴旁开 4 分处，主治肾经相应疾病。

⑩大肠穴：位于膀胱穴后 2 分处，主治大肠经相应疾病。

⑪阴穴：位于大肠穴后 2 分，舌根部，主治前后二阴疾患。

⑫聚泉：位于舌面中央，胃穴前 4 分处，主治消渴、舌强等。

⑬上肢穴：位于肺穴与胆穴之间，舌边缘，主治上肢疾病。

⑭下肢穴：位于阴穴旁开 1 寸，近舌边缘处，主治瘫痪。

⑮三焦穴：从聚泉穴引一横线，舌尖部分统称上焦穴；通过小肠穴引第二横线，第一、二横线之间为中焦穴；通过大肠穴引第三条横线，第二、三横线之间为下焦穴。三穴分别主治上、中、下焦相应疾病。

⑯额穴：将舌向上卷起，舌尖抵上门齿舌尖正下 3 分处，主治头痛、眩晕等。

⑰目穴：位于额穴向外斜下 3 分处，主治目赤肿痛等。

⑱鼻穴：位于舌边缘与舌下静脉之间，目穴下 2 分处，主治鼻塞、鼻渊等。

⑲耳穴：位于鼻穴向外斜下 2 分处，主治耳鸣、耳聋。

⑳咽喉穴：位于耳穴正下 2 分处，主治咽喉肿痛等。

㉑海泉：将舌卷起，位于舌下中央系带上，主治呃逆、消渴。

㉒金津玉液：将舌尖向上反卷，上下门齿夹住舌，使舌固定，舌下系带两侧静脉上，左名金津，右名玉液，主治舌炎、口疮、喉痹、呕吐、漏经。

㉓舌柱：舌上举，位于舌下之筋如柱上，主治重舌、舌肿。

㉔中矩：舌上举，位于舌底与齿龈交界处，主治舌燥、中风、舌强不语。

舌针新穴

①神根穴：舌底舌下系带根部凹陷中，主治高血压、脑血栓。

②佐泉穴：舌底舌下系带两侧内阜近舌下腺导管开口处，主治脑血管病后遗症。

③液旁穴：舌底左右舌下静脉内侧，距舌根部1/3 处，主治高血压、脑血管病后遗症。

④支肢穴：舌底左右舌下静脉外侧，距舌根部1/3 分处，主治高血压、脑血管病后遗症。

（2）选穴原则

舌针的取穴原则是："经脉所过，主治所及，体舌相应，循经定穴。"

舌针必须在辨证前提下取穴，并配合验舌辨经进行选穴配穴。主要方法是辨色分经脉，按五行理论，五脏六腑配五色，舌色所反映的正是所属脏腑的病证。如舌见青色，主肝胆经疾患。以形态辨脏腑之寒热虚实，如舌卷挛缩，多属肝气竭绝，筋脉失养；舌体痿软，多属气血亏虚，阴液亏损，筋脉失养所致。

（3）配穴方法

单独配穴法：按照脏腑经络学说，根据疾病与舌穴相应的原理辨证取穴，用于治疗局部或全身病证，如取心穴、脾穴、金津玉液治口舌糜烂，取心穴、肾穴、额穴治不寐健忘。

内外配穴法：主要为舌穴与邻近腧穴相配，如胆穴配风池治疗偏头痛，中矩配廉泉治疗中风舌强不语等。

上下配穴法：主要为舌穴与督、任脉及下肢经穴相配，如膀胱穴配中极治尿急、尿痛；阴穴、肾穴配命门、关元，治遗精、阳痿。

左右配穴法：主要为舌穴与四肢同侧或对侧经穴相配，如右侧肺穴、咽喉穴配右侧少商穴，治右侧咽喉肿痛；右侧上肢穴、脾穴配左侧曲池、合谷，治左上肢瘫痪、手臂肿痛。

3. 基本操作方法

舌针治疗前，一般给予患者 3% 过氧化氢或 1:5000高锰酸钾液漱口，以清洁口腔。针刺舌面穴位，患者自然伸舌于口外。针舌底穴位，患者将舌卷起，舌尖抵住上门齿，将舌固定或将舌尖向上反卷，用上下门齿夹住舌，使舌固定；或由术者左手垫纱布敷料，将患者舌体固定于舌外，进行针刺。针刺时采用快速进针，斜刺 1 寸左右，采用捻转与提插相结合的手法留针 5 分钟或不留针，亦可根据病情施以捻转补泻法进行针刺补泻。舌穴刺血法，在选定的穴位上施快速浅刺放血。

4. 适用范围

舌针疗法主要适用于舌体及肢体运动功能障碍的有关病证，如舌麻、舌体歪斜、舌强不语、重舌、口舌糜烂、口内异味感和肢体麻木、瘫痪、咽痛等；也适用于一些脏腑经络病证，如心血管病、高血压、肩

中医传承人

周庆

周炎等。

5. 针具

舌针疗法一般采用直径（0.38～0.32）毫米×（25～40）毫米（28～30号，1.0～1.5寸）的毫针，舌针刺血选用直径0.45毫米×40毫米（26号，1.5寸）的毫针。

6. 注意事项

严格消毒，避免针刺感染或口腔污染；年迈体弱，急重病患者，防止晕针；注意掌握针刺深度与手法，严防毫针脱落而被患者吞咽；舌针刺血时，须严格掌握"针不宜过粗，刺不宜过深，血不宜过多"的原则；凝血机能较差或有自发性出血的患者，不宜针刺。

（二）耳针疗法

耳针疗法，是针刺疗法之一，泛指用针刺或其他方法刺激耳郭穴位以防治疾病的方法。

1. 耳针用具及操作 一般采用0.5寸的短柄毫针，常规消毒后，用左手固定耳郭，右手持针对准所选定的耳穴敏感点进针。进针深度应以耳郭局部的厚薄而定，一般刺入皮肤2～3分，以透过软骨但不穿透对侧皮肤为度。留针期间可间隔捻转数次以加强刺激。一般每日一次或隔日一次，连续10次为一疗程。此法可用于治疗临床各科多种疾病，尤其对疼痛性疾病效果显著。

2. 理论依据　通过望耳、触耳诊断疾病和刺激耳郭防治疾病的方法，在我国古代文献中早有记载。近30年来，我国进行了大量耳针疗法的临床实践，并用现代科学知识开展实验研究，逐渐形成了我国独具特色的耳针学术体系。

　　早在公元前4～2世纪的第一部医学著作《黄帝内经》中，就认为耳不是一个孤立的器官，它和全身各部及五脏六腑都有密切关系。《灵枢·邪气脏腑病形篇》首先指出："十二经脉，三百六十五络，其血气皆上于面而走空窍，……其别气走于耳而为听。"就是说十二经脉和所属的三百六十五个穴位，它们的血气都上行渗灌于头部的五官、七窍及脑髓，其中别行的血气并灌注于耳部，使耳具有听声音的功能。《灵枢·经脉篇》中更具体地记载了十二经脉的分布：足太阳的分支到耳上脚；足阳明上耳前；足少阳下耳后，分支到耳后，出耳前；手太阳入耳中；手阳明的别络入耳中；手少阳联系耳后，出耳上脚，分支入耳中。这样，手足三阴经都联系到耳部，阴经则通过其别支（经别）合于阳经而与耳部相通，如手厥阴的别支出耳后，合于手少阳等。《素问·缪刺论》中还记载：

"手足少阴、太阴，足阳明五络皆会于耳中。"在奇经方面，有阴阳跷脉并入耳后，阳维脉循头入耳。所以，《灵枢·口问篇》说："耳者，宗脉之所聚也。"指出了耳部与全身经络的密切联系。

耳与脏腑的关系：《灵枢·脉度篇》记载："肾气通于耳。"《素问·金匮真言论》中载："（心）开窍于耳。"《素问·玉机真脏论》指出："（脾）不及，则令人九窍（指五官七窍加前后阴）不通。"《通评虚实论》载述："头痛、耳鸣、九窍不利，肠胃之所生也。"《灵枢·海论》也有"髓海不足，则脑转耳鸣"等的论述。清代《杂病源流犀烛》中说："肺主气，一身之气贯于耳。"说明耳部与各脏腑均有密切联系。

3. 耳针禁忌 耳郭冻伤，及有炎症的部位时须禁针。若见针眼发红，病人又觉耳部胀痛，可能有轻度感染时，应及时用2%碘酒涂擦，或口服消炎药；耳郭有炎症或烧伤、冻伤者禁用，有习惯性流产史的孕妇禁用，妊娠2~5个月或习惯性流产的孕妇慎用。妊娠5~9个月者，不采用内生殖器、内分泌、腹、盆腔等穴；对年老体弱的高血压、动脉硬化患者，针刺前后应适当休息；对扭伤及肢体活动障碍的病人，进针后待耳郭充血发热后，宜嘱其适当活动患部，或在患部按摩、加灸等，可增加疗效。耳针亦可发生晕针，需注意预防处理。

（三）腹针疗法

是针刺疗法之一。腹针治疗前应全面了解病情，明确诊断，要对患者腹部进行常规检查。施术时要考虑患者病情的轻重、病程的长短、病位的深浅、疾病的虚实、形体的胖瘦、腹部脂肪的厚薄、年龄的大小等，并要选择适合的针具、针刺的深度及手法的补泻等。

1. 针具　腹针治疗应使用统一长度的毫针进行治疗，以便于观察针刺不同的深度。一般采用 32 号，即 0.25 毫米直径，长度为 30 毫米的毫针，即 1.0 寸毫针或选用 40 毫米的毫针，即 1.5 寸毫针。毫针的长度应根据患者腹壁的厚度加以选择。

2. 针刺手法　进针时，为减少可以避免的疼痛，应注意所用毫针应锋利，针体无弯曲，针尖无分叉、无倒钩；针刺应尽可能避开毛孔，针刺透过皮肤层时速度要快，针刺角度应与皮肤垂直。

腹针施术的手法原则要轻、缓，一般采用只捻转不提插或轻捻转、慢提插的手法。留针过程可根据患者针刺后症状的改善状况，或根据患者体位滑动等因素造成针体深度改变的需要进行调针，调整针的深度、角度，必要时采用加针以增加治疗效果。腹针一般留针 30～40 分钟。留针过程患者应避免大声讲话，过度改变体位，尽可能减少腹部浅刺针体的深浅度而影响疗效。起针次序应从上至下，从内至外，起针前不宜改变针刺的深浅度，以避免影响治疗效果。

腹针的补泻依刺激的强弱而定，弱刺激为补，强刺激为泻。因腹针治疗多以慢性病为主，而慢性病又久病则虚，故腹针治疗补多泻少。施补法时除手法外，可施以灸法，灸时可由上而下地对每个针刺穴位温灸。也可将艾灸架置于神阙穴，以壮元阳、温经络，提高腹针的疗效，高血压患者要禁忌灸治。要辨证患者虚实的程度，避免强补而出现不必要的治疗反应。

针刺的深度：腹壁较厚的患者便于施术。由于腹部的经络系统，及早期经络范围位于腹壁的不同层次，针刺同样腧穴，针刺的深浅不同可出现不同的效应。针刺深浅的原则：腹针治疗为调理脏腑，一般采用中刺或深刺；为调理经络多采用中刺；为调治人体相对应的部位病症，选用定位取穴，针刺早期经络范围内的腧穴或针刺点时应浅刺。定位取穴应选用不同程度的浅刺，其浅刺深度应根据病情的轻重、病程的长短、病位的深浅加以选择。

腹针针刺的深度也可视病情加以选择，如腰部的

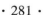

疼痛，虽病程短，采用深刺也能收到明显的疗效。因此，在腹针临床应用时，针刺的深度也应灵活掌握，并加以总结经验。

3. 腹针常用的加针　腹针治疗时常可以在针刺后使疾病的症状很快缓解，当症状的缓解与某一个穴位有明确的相关性时，可在该穴的周围各针刺点加刺 1~2 针或更多，使针刺如同三角形、三点一线、梅花形等，以加强该穴的治疗作用。针刺点的加针，不仅增加了疗效，还增加了许多腹部阿是穴，使医者便于掌握，关键在于能使腹针针刺治疗取得更佳的疗效。

（四）眼针疗法

眼针疗法，是在眼眶周围的特定穴区针刺，以治疗全身多种疾病的一种微针疗法。眼针在古代医籍中未有过记载，是著名针灸专家彭静山教授，在汉代医家华佗"观眼识病"学术思想的基础上，经多年的潜心研究，于 20 世纪 70 年代初所首创。三十多年来，经其高徒田维柱教授进一步改进、充实、发扬和提高，使其发展和完善，并制定出标准化方案，形成了今天的眼针疗法。眼针用针小、取穴少、针刺浅、手法轻、操作简、见效快、疗效显著、适应证广、容易掌握，对中风偏瘫和各种疼痛更是效果卓著。目前，眼针疗法不但在国内得到推广，而且早已在全世界各国开展。

1. 取穴原则

循经取穴：是根据经络所过、疾病所主的原则，病属哪一经或病在哪一经络线上，就取哪一经区穴。如患者后头痛重，并连及颈项部，后头与颈项部为足太阳膀胱经循行所过之处，故当取膀胱区穴；若头痛以两侧为重，头之两侧为足少阳胆经循行所过之处，故属少阳头痛，当取胆区穴。

脏腑取穴：眼针之脏腑取穴，即病在哪一脏腑，就取哪一脏腑区穴。如患者以咳嗽、气喘为主，则知病变在肺；若患者以阳痿为主，并伴有腰膝酸软无力、遗精等，且两尺脉无力，知病变在肾，则可取肾区穴。

三焦取穴：三焦取穴，即病位取穴，也就是通过膈肌和脐划两条水平线，将人体分为上、中、下三个部分，病在上部就取上焦区穴，病在中部就取中焦区穴，病在下部就取下焦区穴。如患者头痛，那么就可取上焦区穴治疗；若咳嗽、胸痛，或上肢麻木疼痛，也可取上焦区穴治疗。如患者胃痛，伴恶心、嗳腐、吞酸，即可取中焦区穴治疗；若患者有腹痛、腹泻，也可取中焦区穴治疗。如患者腰骶部疼痛，就可以取下焦区穴治疗；若患者月经不调、痛经，或患者下肢活动不灵、痿软无力等，也可取下焦区穴治疗。

观眼取穴：就是观察病人的白睛，看哪个眼区脉络的形状、颜色最明显，就取哪一眼区穴。观眼取穴，可以使治疗直达病所。

以上四种取穴原则，可以单独应用，也可以根据病情将四者有机结合起来，同时应用两种或三种取穴原则，这样才能确定出正确的治疗方案。

2. 针刺方法 眼针的针刺方法较多，但最基本的针刺方法有两种，即眶内直刺法和眶外横刺法，适用于一切病症，其他针刺方法都是为适应不同患者的病情需要、提高疗效而采用的辅助治疗方法。

眶内直刺法：在紧靠眼眶内缘的穴区中心垂直刺入，这种方法是眼针最基本的针刺方法之一，无痛，且效果好。但要求手法必须熟练，刺入准确，进针1厘米左右，手法不熟者，慎重使用，以防出血或误伤眼球。

眶外横刺法：选好穴区，在距眼眶内缘2毫米的眼眶上，从穴区的一侧刺向另一侧，刺入真皮，达皮下组织中。不可深刺，并使针体保持在选定的穴区内，不可超越穴区的界限，此法也是眼针的最基本针刺方法之一。该法安全，疗效确切，不易出血，且容易掌握，手法不熟者可普遍使用此针刺方法。

点刺法：一手按住所选定穴区部分的眼睑，并将眼睑绷紧，用针在穴区内轻轻点刺 5 ~ 7 次，以不出血为度。此法适用于眼睑肥厚、浮肿、容易出血，以及震颤不止、躁动不安的患者。

双刺法：即不论是采用眶内直刺法还是眶外横刺法，刺入一针后，紧贴该针旁按同一方向再刺入一针，以加强刺激，提高疗效。

眶内眶外配合刺法：亦称表里配合刺法，即在选好的穴区内，按眶内直刺法和眶外横刺法各刺一针，这样眶内、眶外共同刺激，效果更佳。

压穴法：选好穴区，在穴区内用指尖、笔头、点眼棒、火柴杆或三棱针等适当器具，按压眼眶内缘，以局部有酸麻感为度，一般按压 10 ~ 20 分钟为宜。此法适用于儿童、畏针者，或疼痛反复发作的患者，或在没有针具的情况下，遇到患者发病可采用此法救治。

埋针法：选好穴区，用麦粒型皮内针，埋在距眼眶内缘 2 毫米的眼眶部位，用胶布固定，冬季 5 日、夏季 3 日更换一次，此法适用于慢性疾病或长期疼痛及术后的患者。

在临床中，眼针疗法可以单独使用，也可根据临床需要与其他针法配合使用。

（五）头针疗法

头针是在头部进行针刺以治疗各种疾病的一种方

法。有的是根据脏腑经络理论，在头部选取相关经穴进行治疗；有的是根据大脑皮质的功能定位，在头皮上划分出相应的刺激区进行针刺。

1. 头与脏腑经络的关系

《素问·脉要精微论》指出："头者精明之府。"张介宾注："皆上升于头。"说明头部与人体内的各脏腑器官的功能有密切的关系。

头为诸阳之会，手足六阳经皆上循于头面。手足阳明经分布于前额及面部，足阳明胃经"起于鼻之交頞中，旁约太阳之脉，下循鼻外……上耳前，过客主人，循发际，至额颅……"

手足少阳经分布于头侧部。手少阳三焦经"……其支者，从耳后入耳中，出走耳前，过客主人前，交颊，至目锐眦。"足少阳胆经"起于目锐眦，上抵头角，下耳后，循颈行手少阳之前……其文者，从耳后入耳中，出走耳前，至目锐眦后……"

手足太阳经分布于头颊、头颈部。足太阳膀胱经"起于目内眦，上额、交巅；其支者，从巅至耳上角；其直者，从巅入络脑，还出别下项……"

督脉"上至风府，入于脑，上巅，循额、至鼻柱"。

六阴经中则有手少阴与足厥阴经直接循行于头面

部，尤其是足厥阴肝经在"循喉咙之后，上入颃颡，连目系，上出额，与督脉会于巅；其支者，从目系下颊里，环唇内……"

除手少阴与足厥阴经脉直接上行头面之外，所有阴经的经别合入相表里的阳经之后，均到达头面部。因此，人体的经气通过经脉、经别等联系集中于头面部。在气街学说中"头之气街"列为首位，其原因也在于此，并因此而有"气出于脑"的阐述。这些都说明头面部是经气汇集的重要部位，针灸治疗非常重视头部腧穴的重要作用。

2. 操作方法

体位：取坐位或卧位，依不同疾病选定刺激穴区，单侧肢体疾病，选用对侧刺激区；双侧肢体疾病，选用双侧刺激区，并可选用有关刺激区配合治疗，局部常规消毒。

进针：一般选用 28～30 号、1.5～2 寸长的不锈钢毫针。针与头皮呈 30 度左右夹角，快速将针刺入头皮下，当针达到帽状腱膜下层时，指下感到阻力减小，然后使针与头皮平行继续捻转进针，根据不同穴区可刺入 0.5～1 寸，然后运针。

运针：头针之运针只捻转不提插，为使针的深度固定不变及捻针方便起见，一般以拇指掌侧面与食指桡侧面夹持针柄，以食指的掌指关节快速连续屈伸，使针身左右旋转，捻转速度每分钟可达 200 次左右，进针后持续捻转 2～3 分钟，留针 5～10 分钟，反复操作 2～3 次即可起针。偏瘫患者留针期间嘱其活动肢体（重症患者可做被动运动），加强肢体的功能锻炼。起针时，如针下无沉紧感，可快速抽拔出针，也可缓缓出针，起针后用消毒干棉球按压针孔片刻，以防止出血。

电针刺激：进针后亦可用电针治疗仪在主要穴区通电，以代替手法捻针，频率可用 200～300 次/分。亦可选用较高的频率，刺激波形选择可参考电针，刺激强度根据患者的反应而定。

疗程：每日或隔日针一次，10～15 次为一个疗程。休息 5～7 天后，再做下一疗程。

3. 适应范围

头针主要适应治疗脑源性疾患，如瘫痪、麻木、失语、眩晕、耳鸣、舞蹈病等。此外，也可治疗腰腿痛、夜尿、三叉神经痛、肩周炎、各种神经痛等常见病多发病。头针还应用于外科手术的针刺麻醉。由于头针运用的时间尚不长，适应证还在实践中不断探索发展。

4. 注意事项

治疗时需掌握适当的刺激量，注意防止晕针，尤其取坐位时，应随时注意观察患者的面色及表情。

中风患者，急性期如因脑出血引起昏迷、发热、血压过高时，暂不宜用头针治疗，待病情及血压稳定后再行针刺治疗。如因脑血栓形成引起的偏瘫者，宜及早采用头针及体针结合治疗，有高热、急性炎症及心力衰竭等症时，一般慎用头针治疗。

头皮血管丰富，容易出血，起针时要用干棉球按压针孔片刻，如有出血及皮下血肿出现，可轻轻揉按，促使其消散。

（六）中医放血疗法

中医放血疗法是以针刺某些穴位或体表小静脉而放出少量血液的治疗方法。操作时，先行皮肤常规消毒，选用三棱针或粗毫针，速刺速出，针刺入一般不宜过深。常用于中暑、头痛、咽喉肿痛、疔疮等。

中医放血疗法最早的文字记载见于《黄帝内经》，如"刺络者，刺小络之血脉也"，"菀陈则除之，出恶血也。"并明确地提出刺络放血可以治疗癫狂、头痛、暴喑、热喘、衄血等病证。相传扁鹊在百会穴放血治愈虢太子"尸厥"，华佗用针刺放血治疗曹操的"头风症"。唐宋时期，本疗法已成为中医大法之一。

《新唐书》记载：唐代御医用头顶放血法，治愈了唐高宗的"头眩不能视症"。宋代已将该法编入针灸歌诀"玉龙赋"。

金元时期，张子和在《儒门事亲》中的针灸医案，几乎全是针刺放血取效，并认为针刺放血，攻邪最捷。衍至明清，放血治病已甚为流行，针具发展也很快，三棱针已分为粗、细两种，更适合临床应用。现在的一次性点刺针，更适合临床应用和百姓大众的自我治疗方式。杨继洲《针灸大成》较详细地记载了针刺放血的病案，叶天士用本疗法治愈喉科疾病，赵学敏和吴尚先收集了许多放血疗法编入《串雅外编》《理瀹骈文》中。

三、以微针疗法为特色，"针、灸、药、罐" 等联合治疗常见病的运用体会

（一）常年头晕

在独立应诊期间接触了几例病程较长，多处就医疗效甚微者。来我处就诊后，我运用在周老师学到的知识，辨证后，分析原因，制定出治疗方案，分步治疗，在治疗中根据病情发展不断调整治疗方案，最终成功地解决了患者的顽疾。

患者张某，男，52岁，因头晕，头胀如裂，嗜睡，眼前有异物遮挡感，间歇性全身乏力，前来就诊。

询问病史已有 3 年余，多处就诊，曾在某三级中医院针灸治疗一年，中西药一直服用，无效，相关项目都已检查，结果未发现明显异常，无家族遗传史及过敏史。血压、血糖均正常，血脂为正常值上限。观其舌脉，属肝瘀型。触诊其头部及背部有多处筋结，告知患者后，患者诉头胀时筋结增多，且更为明显。

治疗方案：

第一阶段祛瘀。用耳针、头针、眼针、夹脊针、刺络拔罐等进行治疗，每次治疗之前都会询问患者感受，第一阶段用了 10 天完成。效果体现在头部、背部的筋结基本消失，治疗效果越来越明显。

第二疗程疏肝，运用头针、眼针、腹针，配合足三里、三阴交、太冲等穴位进行治疗，每次治疗前依然问患者感受。在这个疗程里，患者自述感觉好转明显，连续治疗 15 日后，诸症皆除，患者痊愈。

患者李某，女，62 岁，因肩背腰多处疼痛，头晕头胀前来就诊。患者自述颈肩背部疼痛剧烈，无法平卧，头晕如坐舟车，头胀连眼眶疼痛剧烈，失眠，以上诸症 10 年余。曾患抑郁症，有精神病史。服用思诺思等抗抑郁药，睡眠仍不佳，每晚最多睡 3 小时。X光片显示颈椎、胸椎、腰椎多处增生，椎间盘突出、膨出，间隙变窄。无高血压及糖尿病史。观其舌脉，属血瘀型。

治疗方案：

因患者肩背部疼痛难忍，极为影响生活，所以第一步治疗方案，以活血止痛为治则。针刺风池，安眠，夹脊针，施针后罐（拔罐10分钟留针30分钟），起针后，于风池、肩井以及督脉反应点刺络拔罐。治疗一次后患者可平卧，头晕头胀减轻，且头晕时间变短。

连续治疗3次，患者肩背疼痛明显减轻，已不影响正常生活。头晕头胀亦有减轻，失眠症状改善。

第二阶段治疗方案。在第一阶段治疗方案的基础上，在第四次治疗时加上耳针头针治疗，针对腰痛重点治疗，除腰痛常用穴再配以委中刺络拔罐，收效显著。连续治疗5次后，头晕头胀明显减轻，眼眶胀痛消失，背部疼痛已经消失。失眠症状明显好转，每晚在不服药的情况下能睡7小时，患者精神状态已如常人。

（二）咽炎

本病在中医学中属"喉痹""喉喑""喉风""梅核气"等病范畴。西医上咽炎即为咽黏膜、黏膜下组织的急慢性炎症，分为急性和慢性两类。急性咽炎多为肺胃积热，痰火搏结，风热上扰咽喉所致。慢性咽炎则多见于肺肾阴虚、虚火上炎、熏灼咽喉，或情志不疏、肝失条达、气郁咽喉，或脾失健运、湿聚生痰、痰聚咽喉，火、气、痰互阻，久病及血，瘀滞咽喉。

1. 特色治疗

（1）舌针疗法。患者坐位，针刺前先嘱其漱口，以清洁口腔，让患者将舌自然伸出口外（如舌不能伸出者，可由医者左手垫纱布敷料固定舌体于口外），选用三棱针快速点刺舌面 15～20 次，见到出血点即可。嘱患者用力吸吮舌面，将血吐出，吸吮至自觉舌面干净为止。至此，舌针操作完毕，嘱患者半小时内勿饮水，3 小时内勿饮热水，以防发生舌体肿胀，进食无碍。

（2）刺络拔罐。患者坐位，针刺前先以 75% 的酒精消毒天突穴及大椎穴，取三棱针快速点刺两穴 10 次左右，拔罐，留罐约 10 分钟。

（3）针后敷药，强化针效。中药穴位敷贴疗法是结合穴位和药物作用创建和发展起来的一种独特的治疗方法。其特点在于不通过胃肠道，减少了对胃肠道的刺激，避免了肝脏的首过作用和对胃肠道环境的破坏作用，生物利用度较高，同时给药方法简便，全身不良反应相对较小，患者容易接受。周庆主任巧妙地将中药穴位敷贴疗法与舌针疗法相结合，在针刺舌部穴位放血后，将中药超微颗粒以医用棉棒敷于针刺的穴位，使药物循穴而入，深达脏腑，发挥药物的"归经"和功能效应，极大地提高了舌针的临床疗效，尤其是远期疗效的稳定性有显著提高。

2. 体会

一方面，舌为脏腑之外候，与脏腑、经络、气血、津液密切相关。在生理上，脏腑精气上荣于舌；在病理上，脏腑气血的病变亦反映于舌。"揣外而知内，治外而调里"，舌可影响五脏六腑，故刺舌可调治全身。另一方面，经脉者，内属于脏腑，外络于肢节，主行气血而营阴阳，血气不和则百病变化而生，治疗则应"通其血脉，调其气血""菀陈则除之"。周庆教授巧妙地将上述理论应用于舌针，鉴于舌部不宜留针，故采用舌面刺血疗法，并提出"宜快不宜慢、宜短不宜长、宜浅不宜深、散刺多出"的操作准则。即针刺舌部时不强调针感，刺入即可，故针体宜短，且刺入部位较浅，患者疼痛方能减轻。需出血穴位，则散刺、多刺以求出血较多，通过放血疗法引邪从舌而出。此外，舌为心之苗，心为五脏六腑之大主，心藏神，故可通过舌针疗法以调神，从而达到治病之目的。尤其对梅核气等精神、情志异常占主导因素的咽炎，效果明显。

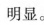

（三）失眠

失眠是指病人感到睡眠不足，包括睡眠时间、深度或恢复体力不足为特征的一类病证，是一种常见的睡眠障碍。中医运用整体观念的理论，从失眠产生的病因、病机出发，运用辨证论治的原则，用中医方法治疗取得良好的效果。不仅能明显改善睡眠状况，且不引起药物依赖，更不会引起医源性疾患。

1. 失眠的临床表现

主要有以下症状：

以不寐为主症，轻者入寐困难或寐而易醒，醒后不寐，重者彻夜难眠。

常伴有心悸、头晕、健忘、多梦、心烦等症。

常有饮食不节，情志失常，劳倦，思虑过度，病后体虚等病史。

2. 失眠的病因病机

饮食不节

饮食不节，暴饮暴食，脾胃受损伤，运化失司，聚湿生痰，郁久化热，上扰心神而不寐。《素问·逆调论》中指出："胃不和则卧不安。"

五志不畅

人的喜、怒、悲、忧、恐等情志都可导致气机不调，引起脏腑失调而失眠。情志不遂，肝气郁结，郁久化火，扰动心神；暴怒化火或五志化火，心火旺盛上扰心神；或嬉笑过度，心神失固；或受到惊恐，"惊则气乱，恐则气下"，心胆神乱，心神不安。

久病体虚，老年体弱

久病伤阴耗气或老年脏腑亏虚，气血不足，心神失养；或久病精血不足，肾阴亏虚，心阳偏亢，肾水不能上济于心，心肾失交，神志不安。

劳逸失度

劳逸失调，脾胃气虚，运化功能下降，气血生化不足，不能上承水谷精微，心神失养，导致不寐。失眠主要病位在心，又与心、肝、脾、肾密切相关；总的病理变化是脏腑失调，气血阴阳失衡，阳盛阴衰，阳不入阴或阴不敛阳，阴阳不交，导致失眠。

3. 失眠的治疗原则

失眠证型有虚证、实证，也有虚实夹杂证。在治疗原则中以补虚泻实、调整脏腑阴阳为总的治疗方案。补虚可以补血健脾、滋肾养肝；泄实可以清肝泻火、清痰祛热、消食和胃；虚实夹杂可以清心滋肾阴、滋阴清火。纵观失眠的治疗方案，最终目的都是达到"阴平阳秘"，恢复脏腑气血阴阳的平衡。

4. 针法

选穴

现代针灸防治腧穴多选用头面颈项部、背腰部、上肢部、下肢部，头面颈项部以督脉经穴、奇穴为主，其中百会、四神聪、安眠尤为临床所推荐，印堂、神庭、风池也较常用；背腰部多选足太阳膀胱经，纳用心、脾、肾、肝四脏之背俞穴；上肢部主取手少阴心经、手厥阴心包经；下肢部以照海、太溪等足少阴肾经腧穴，及足三里、丰隆等足阳明胃经腧穴为主，足太阴脾经、足厥阴肝经腧穴亦多选用，少取胸腹部腧穴。研究结果显示，神门、三阴交、百会、四神聪、安眠、内关、心俞、印堂、足三里、太冲等 20 个腧穴，在针灸防治失眠中应用频繁。

针刺

以调理跷脉，安神为主。选八脉交会穴、手少阴经、足厥阴经、足太阴经及督脉上的穴位为主要穴位，取百会、四神聪、印堂、神门、安眠、申脉、照海、太冲、三阴交，其中百会、四神聪、印堂平补平泻，平刺 0.5 ~ 0.8 寸；神门、安眠平补平泻，直刺 0.5 ~ 1 寸；申脉泻法，直刺 0.3 ~ 0.5 寸；照海补法，直刺 0.5 ~ 0.8 寸。根据证型不同可适当加减腧穴，肝火扰心加太冲、侠溪，心脾两虚加心俞、脾俞，心肾不交加心俞、太溪，脾胃不和加内关、足三里，根据虚补泻实针刺治疗。针刺得气后，留针 20～30 分钟，每天针刺 1 次，连续 10 天为一疗程。

5. 灸法

宜采用针后灸法，以增强治疗效果。在上述神门、三阴交、百会、四神聪、安眠、内关等主要穴位施用针后灸，每炷 15～20 分钟，防止烫伤皮肤。因大多数患者不理解、不接受瘢痕灸，应尽量减少此类情况发生。

6. 方剂

配合中药内服，更能加强和巩固疗效。根据证型不同，施以不同方药。心脾两虚，归脾汤加减；肝火扰心，龙胆泻肝汤加减；心肾不交，六味地黄丸加减；心胆气虚，安神定志丸合酸枣仁汤加减。在这些方药基础上，再加以珍珠母、首乌藤、合欢花、龙骨、牡蛎、远志等宁心安神药，疗效更确切。

7. 心理精神调节

长期受到失眠困扰，大多数患者往往都伴有不同程度的焦虑、抑郁。多与患者沟通交流，对患者进行耐心讲解，给患者讲述生动有效的病例，树立自信心，减轻患者的心理负担，对病情恢复有着举足轻重的作用。同时，除了针灸和中药内服，还要叮嘱患者每天进行适当运动，生活作息规律，按时就寝，按时早起，不吸烟，不喝酒、茶、咖啡等，避免情绪过于激动，这些都有助于治疗失眠。

（四）颈椎病

颈椎病系中老年人常见的多发病，影响工作和劳动，给患者带来很大痛苦。临床以表现麻木、疼痛、眩晕为主要症状，中医学归之于痹证范畴。《素问·痹论》篇云："风、寒、湿三气杂至合而为痹也。"风、寒、湿三气阻滞于经脉，气血欲行被阻，故痹痛。邪气深入，营卫不畅，致经脉空虚，肌肤失荣故不仁。

1. 颈椎病的病因

根据颈椎病的病理特点，本病是在肾气虚损（椎间盘退变）的基础上，继发骨损筋伤，进一步导致项背肩臂痛（颈脊神经根受压、刺激）、眩晕（椎动脉受压、刺激、扭曲）和痿（脊髓和神经根损伤）为主症的系列病证。

肾气不足

《素问·至真要大论》说："阴痹者，腰脊头项痛，时眩……病本于肾。"清代程杏轩认为："病在肾，则病肩、背、颈项痛。"（《医述·卷十一·肩背臂痛》）中医学强调肾虚是造成颈椎病的根本原因。

劳倦内伤

所谓"久立伤骨""久行伤筋"是也。工作姿势不良、睡眠姿势不良、不良的生活习惯及不适当的体育锻炼等慢性损伤，都会导致骨损筋伤，气血瘀滞，加剧了肝肾亏耗（椎间盘及脊柱的退变）而引发颈椎病。

外感六淫和邪毒

寒湿之邪侵袭，留滞筋骨，痹阻经脉，筋肉失养；或风热之邪侵袭，咽喉部热毒可直接侵淫邻近的筋骨，致使筋肉迟缓，椎节内外平衡失调，加速颈椎退变的发生和发展。

外力损伤

如交通事故、运动损伤、生活或工作中的意外事故等。某些不正确的推拿手法及牵引等，也会导致医源性损伤而发生骨损筋伤。外伤所致，一是肾气本虚（颈椎已有退变），在外力的作用下，筋骨损伤，发为本病；二是外伤后，失治、误治，瘀血留滞，加剧了颈椎的退变。

2. 颈椎病的分型

在诊断方面，现代医学将此病分为 5 个类型，即颈型、神经根型、脊髓型、椎动脉型和交感神经型。临证若见眩晕不剧而头痛颈僵、头颈肩活动受限不适者，多为颈型或神经根型；若眩晕耳鸣，头痛不堪，恶心欲呕，视物旋转甚则出现猝倒者，则为椎动脉型；若眩晕不剧，仅有耳鸣手麻，视物昏花，心悸眠差者，为交感神经型。临床宜辨证与辨病相结合，灵活用药。

3. 颈椎病的三大主证

项背肩臂痛证

疼痛是颈椎病常见的症状之一。颈椎病的疼痛总因骨损筋伤、气血瘀滞所致。虚者多因气虚血瘀，或肾阳虚损，寒凝血瘀；实者或因寒湿痹阻经脉，或损伤后，气滞血瘀，或痰湿遏阻，血运失畅。颈椎病的疼痛，主要因椎间盘、椎体、小关节及黄韧带的退变压迫，刺激神经根或神经末梢所致，主要见于颈型颈椎病、神经根型颈椎病及其与椎动脉型、脊髓型颈椎病的混合型中。

痿证

导致痿证的病因病机有①湿热浸淫：《素问·痿论篇》云："有渐于湿，……肌肉濡渍，痹而不仁，发为肉痿。"②肝肾亏损：《儒门事亲·指风痹痿厥近世差玄说》云："痿之为病，……肾主两足，故骨髓衰竭，由使内太过而致热。"③脾胃虚弱：生化之源不足，筋骨失养，肌肉削瘦，肢体痿废不用。从临床的角度看，筋骨损伤，夹瘀致痿，是本病中最常见的发病机制。

痿证，多见于脊髓型颈椎病，为突出的髓核、椎体后缘的骨赘、小关节肥大增生及黄韧带的肥厚增生等压迫脊髓所致，亦可见于神经根型颈椎病的后期。此外，颈椎滑脱亦可压迫脊髓导致痿证。

眩晕证

眩晕的产生可分为虚实两类，虚证即《灵枢·卫气》所云"上虚则眩"。"上虚"为肝血、肾精不足，脑失所养，或肝肾阴虚，肝阳上亢，或风阳上扰。实证为痰浊蒙蔽清阳，《丹溪心法·头眩》所云"无痰则不作眩"是也。从临床规律上看，痰瘀交阻，风痰上扰者为多，亦可为痰瘀交阻而兼有虚者。眩晕，多见于椎动脉型颈椎病，为钩椎关节增生对椎动脉产生压迫和刺激，或因椎动脉扭曲与增生的钩椎关节相接触，引起基底动脉供血不足所致。

4. 颈椎病的中医疗法

针灸法

以颈夹脊 3~7 相应病变椎体处为主穴，配合经络取穴法取值时经和对称经上的络穴针刺。配穴为风池、肩髃等，针刺得气后配合艾灸。

艾灸法

用直接非瘢痕灸，取穴百会、大椎两穴，每穴各灸五壮。

拔罐疗法

本法具有温通经络、活血行气止痛、牵引皮下韧带组织等作用，与以上方法相互配合作用更佳。其操作方法是：在病变部位，取阿是穴用火罐拔其上，15～20分钟后取下即可。本方法一次治疗后既能见效，痛苦小，无任何毒副作用，也适用于腰膝、其他部位骨质增生及骨刺疾病。

耳穴贴压法

取穴颈椎、神门、肝俞、肾俞，用王不留行籽贴压对应穴位。

穴位外敷法

用麝香追风膏1贴，自后发际下缘沿颈椎正中向下贴至大椎穴以下（伴肩臂疼痛麻木者加贴双侧肩髃穴）。

方剂法

痹证型治疗以温经活血法，方用桂枝加葛根汤化裁，并随症加减。眩晕型属气虚下陷者用补中益气汤化裁，属浊痰中阻者用温胆汤化裁。瘀血内阻、筋脉失养者，以化瘀通络为主，用王清任的通窍活血汤加味。

中药外洗法

葛根 40g，丹参、灵仙、防风、荆芥、桑枝、桂枝、五加皮、当归各 30g，药煎沸后，用毛巾蘸药水趁热洗敷颈肩部。

（五）中风

中风属于脑血管疾病的范畴，中风患者的发病率、死亡率、致残率和复发率均较高。多数中风患者会发生较为严重的后遗症，给其日常生活和工作带来严重的影响。以往，临床上对中风后遗症患者常用体针进行治疗，但效果不太理想。有研究表明，对中风后遗症患者联用舌针、头针和体针进行治疗，可明显改善其神经功能缺损的程度，促进其康复。

1. 治疗方法

舌针治疗

方法为：①让患者取仰卧位，在其颈部垫一枕头。②针刺患者的廉泉穴、金津玉液等穴位，进针的深度为其舌根部的 3～4cm。③对体弱多病的患者采用补法进行针刺，对急性期患者采用泻法进行针刺。④每天治疗 1 次，治疗 10 次为 1 个疗程。

体针治疗

方法：①将阳明经的相关穴位作为针刺的主穴位，

即患者的曲池穴、外关穴、尺泽穴、肩前穴、合谷穴、中渚穴、伏兔穴、髀关穴、足三里穴、阳陵泉穴、解溪穴等穴位。将患者的手三里穴、大陵穴、曲泽穴、风市穴、曲泉穴、委中穴、昆仑穴、八邪穴、廉泉穴等穴位作为配穴。②采用捻转或提插的手法对患者的上述穴位进行针刺治疗。③每天治疗1次，治疗6次为1个疗程，连续治疗5个疗程。

2. 体会

中医认为，中风后遗症是由气虚血瘀、阴阳失衡所致，患者的症状有肢体麻木、口眼歪斜、半身不遂等。有研究表明，针刺疗法具有疏通经络、理气化痰、醒脑开窍之功效。进行体针治疗可有效地疏通患者全身的气血，调节其机体的功能。进行舌针治疗可有效地改善患者的语言功能和脑功能。进行头针治疗可有效地改善患者血流变学的各项指标，扩张其病灶周围的血管，改善其脑细胞的营养状态与脑组织功能等，恢复其肢体的运动功能。综上所述，联用头针、舌针和体针治疗中风后遗症的效果显著，可明显改善患者神经功能缺损的程度，促进其康复。

第十二节　刺络拔罐治疗痤疮50例临床观察

范同梅

作者：范同梅，天津中医药大学本科毕业，系周庆主任第一位传承弟子。

摘要：痤疮俗称粉刺、青春痘，是一种毛囊、皮脂腺内的慢性炎症，以粉刺、丘疹、脓疱、结节为主要损害，是皮肤科的常见病、多发病。刺络拔罐疗法能泄心肝之火、清肺胃之热，凉血解毒，通瘀化滞，疏通经脉，临床治疗疗效显著。

关键词：刺络拔罐；痤疮；肠胃型湿热

痤疮是一种常见于青春发育期的毛囊、皮脂腺的慢性炎症，好发于颜面部、胸背部，可形成黑头、白头粉刺以及丘疹、脓疱、结节等损害。现代医学认为，多由青春期雄性激素分泌增加，致使皮脂腺代谢旺盛，皮脂排泄过多，堵塞毛囊口，同时细菌等侵袭形成炎症。

本病俗称"青春痘"，可归属于祖国医学"肺风疮""面疱"等病症范围。多因肺经血热，熏蒸颜面，或恣食肥甘厚味，脾胃积热，复感风毒之邪，血热瘀积滞肌肤而成，也可因化妆品刺激而引起。

中医传承人

周庆

肺经风热型，症见面、前胸、后背多形性皮损，伴口渴、瘙痒、大便干燥等；脾胃积热型，症见皮损色红，形成脓疱或结节，瘙痒或伴疼痛、口渴思饮、多食、口臭等。

一、观察对象

自 2011 年 7 月至 2012 年 3 月，50 例病例均来自于门诊。其中男 4 例，女 46 例，年龄 20～35 岁，平均年龄 24 岁，病程 3 个月至 3 年半。50 例患者均具有明显的临床症状，将患者随机分成两组，治疗组 30 例，对照组 20 例，两组患者在性别、年龄、病程及病情严重程度上无显著性。拔罐疗法治疗能使皮疹、脓疱、结节逐渐缩小，但对合并螨虫感染者难以取得良效，故以上患者均检验无合并螨虫感染。

二、诊断标准

根据《中医外科学》关于痤疮的诊断标准：

（1）多发于青春发育期，好发于颜面、颈、胸背部，常在饮食不节、月经前后加重。

（2）皮损为毛囊性丘疹、脓疱、结节、囊肿、黑头粉刺和瘢痕，伴有皮脂溢出，呈慢性经过。

三、临床分型

1. 轻度：黑头粉刺散发至多发，炎性丘疹散发。

2. 中度：轻度＋潜在性脓疱，炎症丘疹数目增加，局限在颜面。

3. 重度：中度＋潜在性炎症丘疹、结节，发生于颜面、颈部、胸背部。

四、方法

治疗方法：刺络拔罐。

（1）取穴。大椎穴、身柱穴、灵台穴、至阳穴、委中穴（双侧）、肩井穴（双侧）。

（2）治疗组。嘱患者俯卧位，暴露取穴部位，局部常规消毒后，用小采血针，对大椎、身柱、灵台、至阳、委中（双侧）穴点刺出血，然后用闪火法在穴位处拔罐，留罐10~15分钟为一次治疗。根据患者的皮肤情况决定留罐时间，每周2次，10次为一疗程。对肩井穴只拔罐，并且根据患者后背的阳性点，适当增加穴位进行治疗。在这里特别提出的是，张从正提出"背颈痤疮针刺委中出紫血"，我偶然从中医家学说中发现这句话，对我临床治疗起了很大的促进作用。加委中穴后，轻度痤疮患者最少治疗5次，中、重度最多治疗15次，使患者痊愈或效果显著，并且治疗的患者都属于中度以上痤疮。对于每个患者治疗后都嘱其经常用温水洗脸，不用冷水洗脸，以防毛孔收缩，皮脂堵塞，忌食辛辣刺激性食物，避免用手挤压，以免炎症扩散，预后遗留凹陷性痕迹。

（3）对照组。只是常规穴位治疗，未做肩井穴、委中穴及背部阳性点。每周2次，10次为一疗程。治疗过程中，中、重度患者需2~3个疗程才能使患者疗效显著，对轻度患者至少1个疗程才能达到显效。

五、疗效标准

根据国家中医药管理局颁发的《中医病症诊断疗效标准》制定。

痊愈：皮损全部消退，仅留有色素沉着及瘢痕者。

显效：皮损消退70%以上，严重程度轻度以上。

有效：皮损消退30%～70%，仍有新皮疹出现者。

无效：皮损消退在30%以下或加重。

六、结果

治疗组30例患者，痊愈4例，显效18例，有效7例，无效1例，总有效率为96%；对照组20例，显效12例，有效7例，无效2例，总有效率为90%。临床治疗效果显著。

注：治疗组 1 例无效为该患者化妆品过敏，治疗期间未脱离过敏源所致。

七、典型病例

例 1：陈某，女性，28 岁，病程 3 年半。2011 年 8 月来诊，诊见：颜面部布满新发皮疹及消退皮疹混杂在一起，皮疹包红，有痛感，有的出现脓点，伴有口渴喜饮，苔薄黄。诊断为肺经热风型中毒痤疮，开始治疗时选取大椎穴、身柱穴、灵台穴、至阳穴给予治疗。经过一个疗程后，有所好转，但不明显。在第二个治疗过程中，给她增加了委中穴（双侧）的刺络拔罐及局部阳性点的治疗，肩井穴（双侧）拔罐，治疗过程中大椎穴及委中穴的出血量较多，前五次每次出血都在 3～5ml，血色暗红，其他穴位出血量不多，1～3ml 不等。第六次以后大椎及委中穴的出血量减少至 2～3ml，颜色逐渐由暗红至第 12 次以后变为鲜红，出血量减少至 1～2ml。随着出血颜色的改变，面部逐渐好转，经过 15 次的治疗后，该患者痊愈，随访 3 个月未复发。在治疗过程中，适当辅以中药治疗。

例 2：马某，女性，20 岁，病程 3 个月。2011 年 10 月来诊，诊见此患者面部痤疮较轻，背部比较严重，整个后背布满痤疮，且后背皮肤油腻，伴便秘，苔黄腻。诊断为肠胃湿热型，中度痤疮，取大椎穴、身柱穴、灵台穴、至阳穴、委中穴（双侧）、肩井穴（双侧）拔罐。治疗时委中穴出血多达 2～3ml，其他穴出血一般，但拔罐后整个罐内水珠较多。5 次治疗后，背部的痤疮明显好转，恢复轻度痤疮，随访 3 个月未加重。

例3：李某，男性，21 岁，病程半年。2011 年 10 月来诊，诊见：颜面皮疹红肿疼痛，有脓包，伴便秘、舌红、苔黄，诊断为肠胃湿热型重度痤疮，取大椎穴、身柱穴、灵台穴、至阳穴、委中穴（双侧）、肩井穴（双侧）拔罐。该患者委中穴刺络出血较多，达 3～5ml，血色暗红。第二次治疗时患者不能忍受疼痛，想放弃治疗委中穴，经我劝解后继续治疗。到第 4 次时，委中穴的出血颜色明显好转，血量减少至 2～3ml。经过 5 次治疗后，痤疮明显减轻，至轻度级，随访 3 个月未发现新皮疹出现。

八、结语

中医学认为，痤疮为脾胃积热上熏至肺，致肺经血热，复感外邪蕴结于皮肤腠理而成。长期嗜食辛辣、油腻，嗜酒，就会脾胃蕴热，日久积热上熏于外，发于体表，而成痤疮，治疗以清热凉血、解毒、活血化瘀为原则。刺络拔罐法是刺络放血与拔罐结合的一种综合疗法。刺络放血排出瘀血以祛毒，疏通经络，调解脏腑气血，协调人体功能，配以拔罐，可增强养血、活血、通经络之功。在穴位选取方面，身柱穴为疔疮发背，灵台穴为疔疮，刺络放血首选穴为治疗的经验穴。委中穴为足太阳膀胱经下合穴，又名血郄，张从正擅用出血疗法，特别指出太阳、阳明二经多血故易出血，临床治疗观察对于委中穴刺血拔罐具有导热下行、清热凉血的作用，疗效显著。大椎穴为督脉腧穴，"督脉为阳脉之海"，总督一身之气。大椎穴，在其经脉循行过程中与手足阳经交合，刺血拔罐该穴能解阳经之热毒，同时督脉与脏腑功能活动有关，通过刺血拔罐，以通调督脉而化湿解热，导热下行，清热凉血，活血化瘀，诸穴合用，收效明显。

参考文献：

［1］石学敏．针灸学［M］．北京：中国中医药出版社．2002：292.

［2］秦玉龙．中医各家学说［M］．北京：中国中医药出版社．2009：1.

［3］李日庆．中医外科学［M］．北京：中国中医药出版社．2002：207.

［4］欧阳欣，崔承斌．图解拔罐疗法［M］．北京：人民军医出版社．2007：343.

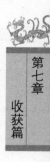

第七章

收获篇

第八章 医案篇

第一节 经方部分

王子珺独立门诊医案

经方医案

1. 郭某，女，21 岁，主诉咳嗽 3 天。

现病史：患者 3 天前着凉后出现咳嗽，伴咯痰，色黄质黏量多，鼻塞，流清鼻涕，纳可，二便可，寐尚可，舌淡红，苔薄黄，脉浮紧数。

诊断：咳嗽。

辨证：太阳太阴阳明合病。

治则：散寒清热化痰。

方药：麻杏石甘汤合葶苈大枣泻肺汤。

生麻黄 6g，炒苦杏仁 6g，生石膏 30g，葶苈子 30g，炒紫苏子 40g，鱼腥草 30g，生姜 3 片，大枣 5 枚，枇杷叶 50g。

3剂，每日1剂，水煎分3次服。二诊，患者咳嗽明显减轻，咳痰消失。原方不变继服3剂痊愈。

2. 凌某某，女，84岁，主诉入睡困难3年。

现病史：患者3年来，无明显诱因出现入睡困难，伴手足心热，心烦，多梦，盗汗。舌尖偏红，舌苔偏干，脉沉细数，心悸健忘，伴头晕目眩，腹胀便溏，舌淡苔薄，脉细无力，纳可，二便可。

诊断：不寐。

辨证：少阴虚热。

治则：滋阴清热。

方药：黄连阿胶鸡子黄汤加减。

黄连10g，赤芍12g，阿胶10g，鸡子黄1枚，地骨皮30g，酸枣仁90g。

3剂，每日1剂，水煎分3次服。二诊，患者入睡好转，手脚心热消失，原方不变继服30剂痊愈。

3. 高某某，女，61岁，主诉上腹部不适1周。

现病史：患者于1周前受凉后出现上腹部胀满不适，昼轻夜重，得温减轻，不伴有泛酸、烧心等不适。舌体胖大，舌苔滑，脉沉微，纳可，二便可，寐尚可。

诊断：胃胀。

辨证：太阴病合并痰饮证。

治法：温中化湿。

方药：平胃散合苓桂术甘汤。

炒苍术 60g，姜厚朴 30g，陈皮 10g，茯苓 10g，桂枝 10g，甘草 10g。

3 剂，每日 1 剂，水煎分 3 次服。二诊，患者胃口明显好转，原方不变继服 7 剂痊愈。

4. 王某某，女，10 岁，主诉发热 3 天。

现病史：患者 3 天前着凉后出现恶寒，周身关节疼痛，身热，出汗不畅，不伴有咳嗽、口干、口苦、咽痛等不适。舌淡红，苔薄黄，脉浮紧微数，纳可，寐尚可，二便可。

诊断：感冒。

辨证：太阳病。

治则：散寒解表。

方药：麻黄汤加减。

生麻黄 8g，桂枝 10g，炒苦杏仁 10g，生甘草 10g，大枣 10 枚，生姜 3 片。

3 剂，每日 1 剂，水煎分 3 次服，3 剂后痊愈。

5. 祁某某，女，73 岁，主诉头晕 1 周。

现病史：患者 1 周前，无明显诱因出现头晕，伴心悸、口干等不适。舌体胖大，舌苔滑，脉沉微，纳可，寐尚可，二便可。

诊断：眩晕。

辨证：太阴厥阴病。

治法：健脾化湿祛风。

方药：麻黄汤加减。

生麻黄 8g，桂枝 10g，炒苦杏仁 10g，生甘草 10g，大枣 10 枚，生姜 3 片，葱白 1 根。

3 剂，每日 1 剂，水煎分 3 次服，3 剂后痊愈。

6. 李某某，女，66 岁，主诉间断性头痛 10 年。

现病史：患者 10 年前，无明显诱因出现头双侧胀痛，伴头顶沉重、恶心等不适。舌体胖大，舌苔滑，脉沉微细，纳可，寐尚可，二便可。

诊断：头痛。

辨证：厥阴太阴合病，夹痰湿。

治法：疏肝散风化湿。

方药：柴胡桂枝龙骨牡蛎汤，合吴茱萸汤加减。

柴胡 10g，黄芩 10g，半夏 10g，桂枝 10g，赤芍 10g，党参 10g，生龙骨 10g，生牡蛎 10g，茯苓 10g，炒决明子 10g，吴茱萸 10g，大枣 10 枚，生姜 3 片。

3 剂，每日 1 剂，水煎分 3 次服。二诊，患者胃口明显好转，原方不变继服 30 剂，痊愈。

7. 宋某某，男，64 岁，主诉呃逆 10 天。

现病史：患者 3 天前着凉后出现呃逆，得温缓解，舌质紫暗，舌体胖大，舌苔滑，双脉沉涩。纳可，寐尚可，二便可。

诊断：呃逆。

辨证：太阴病，夹瘀血。

治法：燥湿降逆，活血化瘀。

方药：平胃散合当归芍药汤加减。

苍术30g，姜厚朴30g，陈皮10g，当归10g，赤芍10g，川芎10g，白术10g，茯苓10g，泽泻10g。

3剂，每日1剂，水煎分3次服。二诊，患者呃逆明显好转，原方不变继服10剂痊愈。

8. 朱某，女，36岁，主诉痛经20余年。

现病史：患者20余年前每逢经期出现小腹部疼痛，得温缓解，舌质紫暗，舌体胖大，舌苔滑，双脉沉涩微。纳可，寐尚可，二便可。

诊断：痛经。

辨证：少阴厥阴病，夹瘀血，夹痰湿。

治法：柔肝温肾，渗湿化瘀。

方药：当归四逆散合真武汤，合当归芍药汤加减。

当归30g，桂枝10g，赤芍10g，通草10g，附子10g，川芎10g，白术10g，茯苓60g，泽泻10g。

3剂，每日1剂，水煎分3次服。二诊，患者小腹部疼痛明显好转，原方不变继服60剂痊愈。

9. 孙某，男，56岁，主诉腹泻10余年。

现病史：患者 10 余年前，无明显诱因出现腹泻，伴腹痛、眠差、腹胀、乏力等不适，每因寒凉或恼怒时加重。大便日三到五次，舌淡红，苔薄白，双脉弦细。

诊断：腹泻。

辨证：厥阴病。

治法：清热化湿，涩肠止泻。

方药：乌梅汤加减。

乌梅 30g，细辛 3g，黄柏 10g，黄连 10g，当归 10g，川椒 10g，附子 10g，干姜 10g，桂枝 10g，党参 10g。

10. 陈某某，男，40 岁，主诉口腔溃疡 12 余年。

现病史：患者 12 余年前，无明显诱因出现口腔溃疡，时好时坏，每因寒凉、劳累或恼怒时加重。舌淡红，苔薄黄腻，双脉沉微滑。

诊断：腹泻。

辨证：太阴阳明病。

治法：清热化湿，涩肠止泻。

方药：生姜泻心汤加减。

生姜 10g，黄芩 10g，党参 10g，干姜 10g，半夏 10g，黄连 6g，大枣 10 枚，附子 3g。

7 剂，每日 1 剂，水煎分 3 次服。二诊，患者溃疡处迅速减少，唯剩 1 处；前方再服 5 剂，5 日后痊愈。

11. 张某，男，28 岁，主诉四肢散在瘀点 1 周。

现病史：患者 1 周前，无明显诱因出现四肢瘀点，初较少，后增多。舌红，苔黄腻，双脉滑数。

诊断：紫斑。

辨证：阳明病。

治法：清热凉血。

方药：大黄黄连泻心汤加减。

黄连 10g，黄芩 10g，大黄 6g，栀子 10g，连翘 50g，生姜 10g，大枣 20g，牛膝 30g。

7 剂，每日 1 剂，水煎分 3 次服。二诊，四肢瘀点明显减少，上肢瘀点已近消失。前方再服 10 剂，四肢瘀点明显减少，已近消失。

12. 张某某，女，43 岁，主诉两乳胀痛 3 年余。

现病史：患者 3 年前，无明显诱因出现四肢瘀点，两乳胀痛，可扪及多个肿块，月经前胀痛加重，心情烦躁，易恼怒。下肢皮肤粗糙有鳞屑，舌红苔薄黄，脉弦细。

诊断：乳癖。

辨证：少阳病，夹瘀血。

治法：和解少阳，活血化瘀。

方药：小柴胡汤合桂枝茯苓汤加减。

柴胡 12g，黄芩 10g，半夏 10g，党参 10g，茯苓 20g，桂枝 10g，丹皮 10g，赤芍 30g，桃仁 10g，生姜 10g，大枣 20g，甘草 6g。

7 剂，每日 1 剂，水煎分 3 次服。二诊，疼痛大减，肿块明显消退，前方再服 30 剂，乳腺肿块已不明显。

13. 马某某，女，54 岁，主诉耳鸣 3 个月。

现病史：患者 3 个月前，无明显诱因出现两耳耳鸣，声响如蝉，伴手脚心热，心烦意乱，多梦失眠，舌红苔薄黄，脉弦细。

诊断：耳鸣。

辨证：少阴病。

治法：滋阴清热。

方药：黄连阿胶鸡子黄汤加减。

黄连 10g，阿胶 10g，黄芩 10g，赤芍 10g，鸡子黄 1 枚，枸杞 10g，菊花 10g，生地 10g。

7 剂，每日 1 剂，水煎分 3 次服。二诊，耳鸣减轻，睡眠较以前好；效不更方再进 30 剂，痊愈。

14. 王某某，男，41 岁，主诉咽部不适 3 年。

现病史：患者 3 年前，无明显诱因出现咽部干痒、干咳，严重时声音嘶哑，遇烟味刺激易发作。纳可，寐尚可，二便可。舌淡红苔白，脉滑。

诊断：喉痹。

辨证：太阴病，夹痰湿。

治法：行气降逆化痰。

方药：半夏厚朴汤合桔梗甘草汤加减。

桔梗 10g，甘草 6g，半夏 10g，厚朴 10g，茯苓 12g，苏梗 10g，陈皮 10g，栀子 10g。

3 剂，每日 1 剂，水煎分 3 次服。二诊，咽部不适减轻；效不更方，再进 15 剂，痊愈。

15. 孙某某，女，43 岁，主诉眩晕 1 年。

现病史：患者 1 年前，无明显诱因出现眩晕，伴心悸、耳鸣、恶心、呕吐。纳差，寐尚可，二便可。舌淡红苔白，脉滑。

诊断：眩晕。

辨证：太阴病，夹痰饮。

治法：健脾渗湿。

方药：苓桂术甘汤加减。

茯苓 60g，桂枝 10g，白术 30g，泽泻 30g，甘草 6g。

5 剂，每日 1 剂，水煎分 3 次服，痊愈。

16. 李某，男，38 岁，主诉上腹部不适 1 年。

现病史：患者 1 年前出现上腹部不适，偶有泛酸，食欲差，腹部喜暖，服西药奥美拉唑效果不明显。纳差，麻尚可，二便可。舌淡红，苔白，脉滑。

诊断：胃胀。

辨证：太阴病。

治法：健脾渗湿。

方药：半夏泻心汤加减。

黄连 3g，黄芩 10g，清半夏 10g，党参 10g，干姜 10g，厚朴 20g，大枣 20g，甘草 6g。

5 剂，每日 1 剂，水煎分 3 次服，二诊上腹部不适减轻；效不更方，服 15 剂后痊愈。

17. 葛某，男，50 岁，主诉左侧手麻 1 年。

现病史：患者 1 年前出现左侧手麻，伴颈部强直，乏力，劳作时尤甚。X 光颈椎片报告：五六颈椎增生。体型偏胖，面黄黯，腹部松软。舌淡红，脉沉弱。

诊断：痹病。

辨证：太阴太阳合病。

治法：补脾益气，调和营卫。

方药：黄芪桂枝五物汤加减。

黄芪 60g，桂枝 10g，赤芍 30g，川芎 15g，葛根 100g，干姜 5g，大枣 20g。

7 剂，每日 1 剂，水煎分 3 次服，二诊左侧手麻顿减；效不更方，30 剂后痊愈。

18. 金某某，男，61 岁，主诉胸部憋闷不适 3 年。

现病史：患者 3 年前出现胸部憋闷不适，近来心悸、胸闷加重，并感乏力。寐差，腹胀，苔薄腻，脉弦。

诊断：胸痹。

辨证：太阴少阴合病。

治法：温通心脉，温脾化湿。

方药：栝楼薤白半夏白酒汤，合苓桂术甘汤加减。

栝楼 60g，薤白 60g，半夏 60g，桂枝 60g，枳实 60g，白术 60g，茯苓 60g，陈皮 60g，木香 60g。

7 剂，每日 1 剂，水煎分 3 次服，二诊胸部憋闷不适减轻；效不更方，60 剂后痊愈。

19. 陈某，男，53 岁，主诉腰痛 1 月余。

现病史：患者 1 月前受凉引起疼痛，晨起加重，遇冷加重，得温则缓，纳可，寐可，二便调，舌暗苔薄白，脉浮紧微。

诊断：腰痛。

辨证：太阳少阴合病。

治法：补肾散寒。

方药：麻黄附子细辛汤加减。

生麻黄 10g，制附子 10g，细辛 3g，赤芍 10g，伸筋草 30g，威灵仙 30g。

5 剂，每日 1 剂，水煎分 3 次服，二诊腰痛明显缓解；效不更方，30 剂后痊愈。

中医传承人

周庆

20. 于某，男，42 岁，主诉入睡困难两个月余。

现病史：患者两个月前出现入睡困难，伴手脚心热，心烦意乱，多梦失眠，舌红苔薄黄，脉弦细。

诊断：失眠。

辨证：少阴热化病。

治法：滋阴清热。

方药：黄连阿胶鸡子黄汤加减。

黄连 10g，阿胶 10g，黄芩 10g，赤芍 10g，鸡子黄 1 枚，酸枣仁 90g，磁石 30g。

7 剂，每日 1 剂，水煎分 3 次服。二诊，睡眠较以前好；效不更方，再进 30 剂，痊愈。

第二节　时方部分

王婷独立应诊病案总结

1. 陈某，男，53 岁，2015 年 4 月 3 日就诊。

患者自诉腰痛两个月余，自述腰部因受凉引起疼痛，晨起加重，遇冷加重，得温则缓，纳可，寐可，二便调，舌暗苔薄白，脉弦细。

中医诊断：腰痛（寒凝筋脉型）。

治法：温经散寒，活血通络。

用药：当归 20g，赤芍 30g，杜仲 20g，桑寄生 20g，川断 20g，元胡 20g，鸡血藤 30g，木瓜 30g，伸筋草 20g，海风藤 20g，青风藤 20g，地龙 20g，蜈蚣 3 条，防风 10g，桂枝 10g，桑枝 10g，炙甘草 20g，浮小麦 20g，百合 20g。7 剂，水煎服。

辨证分析：腰痛为寒邪痹阻经脉，寒为阴邪，其性收敛凝闭，侵袭肌肤经络，郁遏卫阳，凝滞营阴，以致腰府气血不通，造成经脉不畅而生腰痛。

2. 孙某，男，73 岁，2015 年 4 月 6 日就诊。

患者自诉胃脘部不适 3 日余，自述因与家人发生争执后出现胃脘部胀满不适，得嗳气则缓，不思饮食，口苦，寐可，大便干，2～3 日一行，舌红苔黄，脉弦紧。

中医诊断：胃脘痛（肝郁气滞型）。

治法：疏肝解郁，理气止痛。

用药：陈皮 20g，厚朴 10g，枳实 20g，川楝子 20g，炒莱菔子 30g，海螵蛸 20g，煅瓦楞子 20g，焦槟榔 20g，白芍 30g，浙贝母 20g，百合 20g，乌药 20g，焦山楂 20g，焦麦芽 20g，焦谷芽 20g，焦神曲 20g，郁金 20g，鸡内金 20g，元胡 20g，牛膝 10g。

辨证分析：肝属木，为刚脏，性喜调达而主疏泄。胃属土，喜濡润而主受纳。肝胃之间，木土相克。肝

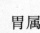

气郁结，易于横逆犯胃，以致中焦气机不通，发为胃痛。肝与胃是木土乘克的关系。若忧思恼怒，气郁伤肝，肝气横逆，势必克脾犯胃，致气机阻滞，胃失和降而为痛。

3. 周某，女，57 岁，2015 年 4 月 17 日就诊。

患者自诉体重消瘦，口渴半年余，遂来院查血糖，空腹血糖 9.7mmol/L，餐后 2 小时血糖 14.9mmol/L。近半年体重下降 20 斤，平素喜食甜食，纳可，寐可，二便调，舌红苔黄，脉弦滑。

中医诊断：消渴（肺热津伤）。

治疗：清热润肺，生津止渴。

用药：冬瓜皮 15g，炒苦杏仁 10g，炒栀子 10g，淡豆豉 10g，地龙 10g，防风 6g，炒芥子 15g，苍术 10g，生薏米 20g，滑石 10g，芦根 20g，生甘草 10g，陈皮 10g，竹茹 10g，赤小豆 20g，车前草 6g，莲子心 10g，白茅根 20g，蝉蜕 10g，生石膏 20g，土茯苓 10g，白鲜皮 15g，地肤子 20g，生姜 3 片，大枣 5 枚。

辨证分析：肺主气，为水之上源，敷布津液。肺受燥热所伤，肺不布津则口渴多饮。正如《医学纲目·消瘅门》说：盖肺藏气，肺无病则气能管摄津液之精微，而津液之精微者收养筋骨血脉，余者为溲。肺病则津液无气管摄，而精微者亦随溲下，故饮一溲二。

4. 王某，女，40岁，2015年4月21日就诊。

患者自诉月经量少，色黑1月余，因与家人发生争执后，本月行经时腹痛，经量减少，色黑，有血块，心烦易怒，纳可，寐可，二便调，舌质暗苔薄白，脉弦细。

中医诊断：月经不调（肝郁气滞型）。

治法：疏肝解郁，调经止痛。

用药：炙甘草10g，浮小麦30g，大枣10g，当归15g，川芎10g，桃仁10g，红花10g，百合20g，牛膝10g，首乌藤15g，酸枣仁15g，红景天20g，郁金15g，香附15g，白芍20g，赤芍10g，王不留行10g，皂角刺10g，土贝母20g，海螵蛸20g，玫瑰花6g。

辨证分析：愤怒伤肝，肝郁气滞，瘀血内阻胞宫、胞脉，气滞致气血运行不畅，经脉迟滞，冲任受阻所致。

5. 周某，女，50岁，2015年4月24日就诊。

患者自诉发热、咳嗽。咳痰3日余。感冒后出现咳嗽，咳痰，色黄，易咯出，体温37.5℃，不恶寒，纳可，寐可，大便干，舌红苔黄，脉浮数。

中医诊断：咳嗽（痰热壅肺型）。

治疗：清热化痰，止咳通便。

用药：连翘 10g，金银花 10g，桔梗 10g，生甘草 10g，炒牛蒡子 10g，桑叶 10g，蝉蜕 10g，芦根 10g，薄荷 10g，银柴胡 10g，炒栀子 10g，莲子心 10g，淡豆豉 10g，栝楼子 20g，煅海浮石 20g，大黄 8g，生石膏 30g。

辨证分析：痰湿蕴肺，遇外感引触，痰从热化，则易耗伤肺阴。肺脏自病者，多因虚致实。内伤咳嗽，肺脏有病，卫外不强，易受外邪引发或加重，在气候转冷时尤为明显。

6. 殷某，女，58 岁，2015 年 4 月 24 日就诊。

患者自诉头痛 2 年余，加重一周。患者自觉头顶部疼痛，每于换季时出现血压不稳定并伴头痛，血压 150/90mmHg，纳可，寐可，大便干，2～3 日一行，舌红苔黄，脉弦。

中医诊断：头痛（肝阳上亢型）。

治法：平肝潜阳，熄风止痛。

用药：天麻 10g，钩藤 20g，石决明 30g，菊花 15g，天竺黄 30g，白芍 20g，炒蒺藜 20g，生白术 30g，生地黄 30g，升麻 6g，栝楼子 18g，酒苁蓉 15g，火麻仁 18g，郁李仁 18g，牛膝 10g，黄连 6g，炒栀子 10g，煅磁石 20g，煅赭石 20g，莲子心 10g，葛根 10g。

辨证分析：忧郁恼怒，情志不遂，肝失条达，气郁阳亢，或肝郁化火，阳亢火生，上扰清窍，可发为头痛；若肝火郁久，耗伤阴血，肝肾亏虚，精血不承，亦可引发头痛。

7. 陆某，女，37 岁，2015 年 4 月 27 日就诊。

患者下肢浮肿 1 月余，平素怕冷，手脚凉，喜温，腰部怕凉，纳可，寐可，二便调，舌淡苔白腻，脉滑。

中医诊断：下肢浮肿（肾阳不足型）。

治法：温阳利水，补肾健脾。

用药：北柴胡 6g，枳壳 10g，炙甘草 10g，白芍 10g，竹茹 10g，茯苓皮 10g，冬瓜皮 10g，桃仁 10g，红花 10g，水蛭 6g，玫瑰花 10g，刺五加 10g，生薏米 20g，白扁豆 10g，肉桂 6g，山药 10g，车前草 10g，牛膝 10g，郁金 10g，鸡内金 10g，香附 10g。

辨证分析：肾主水，水液的输化有赖于肾阳的蒸化、开阖作用。久病劳欲，损及肾脏，则肾失蒸化，开阖不利，水液泛滥肌肤，则为水肿。

8. 刘某，女，60 岁，2015 年 4 月 27 日就诊。

患者自诉心悸 6 月余，因与家人发生争执后，出现心悸、气短，活动后加重，心痛时作，痛如针刺，伴口苦、咽干。纳可，寐可，二便调，舌暗有瘀斑，脉弦滑。

中医诊断：心悸（瘀阻心脉型）。

治法：活血化瘀，理气通络。

用药：桃仁 10g，红花 10g，川芎 10g，当归 12g，熟地 10g，白芍 20g，浮小麦 30g，大枣 10g，炙甘草 10g，丹参 20g，五味子 10g，麦冬 10g，红景天 20g，玉米须 30g，生龙骨 20g，生牡蛎 20g，桂枝 6g，茯苓 10g，生白术 10g，地龙 10g。

辨证分析：大怒伤肝而气逆，肝失疏泄，气滞血瘀，心气失畅，阻滞心脉，扰乱心神，发为心悸。

9. 朱某，女，57 岁，2015 年 4 月 30 日就诊。

患者自诉咽干咽痒 5 年余，食刺激性食物后加重，既往有颈椎病史，纳可，寐可，二便调，舌红苔黄，脉弦细。

中医诊断：咽炎（痰火郁结型）。

治法：养阴利咽，化痰散结。

用药：连翘 10g，金银花 6g，淡竹叶 10g，蝉蜕 10g，桔梗 10g，桑叶 10g，川木通 6g，生石膏 30g，炒牛蒡子 6g，生甘草 10g，桑白皮 10g，薄荷 10g，葛根 20g，升麻 6g，白芍 20g，炒栀子 10g，莲子心 10g，穿心莲 10g，芦根 20g，白茅根 20g，黄芩 10g，炒薏米 6g，浮小麦 30g，大枣 10g，银柴胡 6g，百合 20g。

辨证分析：本病与感受邪毒、五志过极、先天禀赋不足有关，因食辛辣刺激性食物，致燥热内蕴，灼津烁液，邪毒久留，气郁而滞，遏血而瘀，阻于咽内，发为喉痹。

10. 李某，男，45 岁，2015 年 5 月 5 日就诊。

患者自诉胆结石病史 3 年余，查 B 超示胆内发小结石，面目及肌肤淡黄，肢软无力，偶有胃脘部疼痛不适，厌油腻，纳差，寐可，二便调，舌淡苔白，脉弦细。

中医诊断：黄疸（脾虚湿滞型）。

治法：健脾养血，利湿排石。

用药：海金沙 20g，党参 10g，茯苓 10g，生白术 10g，丹参 20g，五味子 10g，麦冬 10g，绞股蓝 20g，荷叶 20g，生山楂 20g，炒决明子 20g，冬瓜皮 10g，牛膝 10g，石决明 20g，红景天 20g，黄芪 6g，川芎 10g，酒黄精 20g，滑石 10g，郁金 18g，金钱草 30g，鸡内金 20g，生姜 3 片，大枣 5 枚。

辨证分析：生冷或劳倦后伤脾，长期饥饱失常，或恣食生冷，或劳倦太过，或病后脾阳受损，都可导致脾虚寒湿内生，困遏中焦，壅塞肝胆，致使胆液不循常道，外溢肌肤而为黄疸。

11. 朱某，女，65 岁，2015 年 5 月 12 日就诊。

患者自诉咳嗽，咳痰 1 周余。伴咽痒，咽干，夜间尤甚，痰色黄、量多，喜冷饮，纳可，寐差，大便干，舌暗苔厚腻，脉弦滑略数。

中医诊断：咳嗽（痰热壅肺型）。

治疗：清热化痰，宣肺通便。

用药：生石膏 30g，知母 20g，桔梗 10g，黄芩 10g，海浮石 30g，竹茹 20g，芦根 20g，茅根 20g，鱼腥草 20g，胆南星 20g，炙麻黄 10g，杏仁 20g，白花蛇舌草 20g，栝楼仁 30g，熟军 10g（后下），射干 10g，白芥子 30g，生甘草 10g。

辨证分析：痰湿蕴肺，遇外感引触，痰从热化，则易耗伤肺阴。肺脏自病者，多因虚致实。内伤咳嗽，肺脏有病，卫外不强，易受外邪引发或加重，在气候转冷时尤为明显。

12. 柴某，男，5 岁，2015 年 5 月 19 日就诊。

患儿鼻塞，打喷嚏 2 日余，偶有咳嗽，咳痰，色白，口有异味，伴腹胀，纳差，寐可，便干，舌红苔白，脉浮滑。

中医诊断：感冒（风寒束表型）。

治法：清肺化痰，消食导滞。

用药：焦四仙各 10g，使君子 20g，栝楼仁 20g，杏仁 20g，鸡内金 20g，郁金 20g，柴胡 6g，金银花 20g，生石膏 20g，黄芩 10g，地龙 20g，炙麻黄 6g，生甘草 6g，鱼腥草 20g，胆南星 20g，芦根 20g，茅根 20g。

辨证分析：外邪侵犯肺卫的途径有二，或从口鼻而入，或从皮毛内侵。风性清扬，为病多犯上焦，故外邪从口鼻、皮毛入侵，肺卫首当其冲，因感受寒邪，皮毛闭塞，邪郁于肺，肺气失宣，感邪之后，随即出现卫表不和及上焦肺系症状。

13. 张某，女，27 岁，2015 年 5 月 19 日就诊。

患者自诉头皮麻痛 5 日余，伴气短、乏力，月经正常，纳可，寐可，便秘，舌暗少苔，脉弦细。

中医诊断：头痛（血虚头痛型）。

治疗：养血滋阴，和络止痛。

用药：生黄芪 6g，党参 10g，生白术 30g，白芍 20g，防风 10g，当归 20g，地龙 10g，白芷 10g，天麻 6g，羌活 10g，藁本 10g，生地黄 30g，升麻 6g，火麻仁 20g，郁李仁 20g，肉苁蓉 20g，百合 20g，郁金 20g，香附 20g，炙甘草 10g。

辨证分析：因饮食不节，嗜酒太过或过食辛辣肥甘，脾胃虚弱，脾失健运，气血化源不足，或病后正气受损，营血亏虚，不能上荣于脑髓脉络，致头痛发生。

14. 潘某，女，42 岁，2015 年 5 月 26 日就诊。

患者自觉胃脘痛，反酸 1 月余，每于食后腹胀，嗳气，胃中有烧灼感，纳少，寐差，二便调。舌淡胖，边有齿痕，脉弦滑。

中医诊断：胃脘痛（肝胃不和型）。

治疗：疏肝解郁，和胃降逆。

用药：银柴胡10g，蒲公英20g，地丁20g，板蓝根30g，白芷20g，钩藤20g，乌药20g，百合20g，郁金20g，山慈姑30g，海螵蛸30g，白花蛇舌草20g，桃仁10g，红花10g，桔梗10g，防风10g，荆芥10g，生黄芪30g，地龙20g，炙甘草20g，牛膝20g。

辨证分析：肝属木，为刚脏，性喜调达而主疏泄；胃属土，喜濡润而主受纳。肝胃之间，木土相克。肝气郁结，易于横逆犯胃，以致中焦气机不通，发为胃痛。肝与胃是木土乘克的关系，若忧思恼怒，气郁伤肝，肝气横逆，势必克脾犯胃，致气机阻滞，胃失和降而为痛。

15. 关某，女，52岁，2015年6月2日就诊。

患者自诉心烦、汗出半月余，伴月经量少，不定期，纳可，寐差，二便调，舌暗有瘀斑，脉弦细。

中医诊断：脏躁症（气滞血瘀型）。

治疗：疏肝理气，活血化瘀。

用药：桃仁10g，红花10g，赤芍20g，白芍30g，泽兰60g，益母草30g，水蛭15g，牛膝20g，柴胡

10g，肉桂 10g，郁金 20g，香附 15g，浮小麦 30g，百合 20g，炙甘草 10g。

辨证分析：平素抑郁寡欢，忧思伤脾，积久伤心，致使心脾两虚，久病伤阴，精血两亏，五脏失于濡养，五志之火内动，上扰心神而成脏燥之病。

16. 杜某，女，89 岁，2015 年 6 月 9 日就诊。

患者自诉喘憋伴颜面及下肢水肿 1 周，乏力，气短，口干，五心烦热，纳差，寐差，大便可，小便少，舌淡暗，苔薄，脉沉细。

中医诊断：喘证（肾虚不纳型）。

治疗：补肾纳气。

用药：党参 30g，麦冬 15g，五味子 15g，生地黄 20g，生黄芪 30g，赤芍 15g，当归 15g，山萸肉 30g，玉竹 10g，葶苈子 15g，茯苓 15g，车前子 15g，甘草 6g。

辨证分析：久病肺虚，气失所主，气阴亏耗，不能下荫于肾，肾元亏虚，肾不纳气而短气喘促。肾主摄纳，有助于肺气速降，肾为气之根，与肺同司气体之出纳，故肾元不固，摄纳失常则气不归原，阴阳不相接续，气逆于肺而为喘。

17. 关某，女，52 岁，2015 年 6 月 11 日就诊。

患者自诉心悸，乏力 1 周余，伴气短，懒言，口苦，口干，易怒，纳可，寐可，二便调，舌红苔黄腻，脉滑。查体示：血压 160/90mmHg。

中医诊断：心悸（痰火扰心型）。

治疗：清热化痰，宁心安神。

用药：桃仁 10g，红花 10g，川芎 10g，当归 10g，浮小麦 20g，炙甘草 10g，生白术 20g，钩藤 20g，石决明 20g，煅金礞石 15g，莲子心 10g，细辛 3g，车前草 6g。

辨证分析：嗜食醇酒厚味、煎炸炙煿，蕴热化火生痰，痰火上扰心神，心神失宁而心悸。

18. 高某，男，32 岁，2015 年 6 月 16 日就诊。

患者自诉腰痛 5 日余，伴阴囊湿痒，口苦，口有异味，心悸，烦躁易怒，纳可，寐可，大便可，小便黄，舌红苔黄腻，脉弦滑。

中医诊断：腰痛（湿热下注型）。

治疗：清热利湿，舒筋止痛。

用药：陈皮 10g，姜半夏 10g，茯苓 10g，炙甘草 10g，竹茹 10g，栝楼 20g，薤白 20g，丹参 20g，五味子 10g，麦冬 10g，川芎 10g，桑寄生 20g，续断 20g，酒萸肉 10g，炒杜仲 20g，滑石 10g，吴茱萸 6g，水蛭 6g，赤小豆 30g，生薏米 20g，牛膝 10g。

辨证分析：湿邪侵袭，其性重着、黏滞，留着筋骨肌肉，闭阻气血，可使腰府经气不运，热邪常与湿合，或湿蕴生热而滞于腰府，造成静脉不畅而生腰痛。

19. 于某，男，42岁，2015年6月18日就诊。

患者自诉入睡困难两个月余，醒后不易入睡，伴乏力、短气，头昏蒙如裹，纳可，二便调，舌淡苔白腻，脉滑。

中医诊断：失眠（痰蒙清窍型）。

治疗：清化痰热，和中安神。

用药：陈皮10g，半夏10g，茯苓10g，炙甘草10g，竹茹10g，枳椇子20g，滑石10g，生薏米20g，炒芥子30g，煅金礞石20g，佩兰20g，生姜10g，大枣10g，石菖蒲20g，郁金10g，香附10g，首乌藤20g，益智仁20g，炒枣仁20g，赤小豆30g。

辨证分析：暴饮暴食，宿食停滞，脾胃受损，酿为痰热，壅遏于中，痰热上扰，胃气失和，而不得安寐。

20. 张某，女，59岁，2015年6月23日就诊。

患者自诉尿频、尿急、尿痛1日，伴腰酸痛，查尿Rt示白细胞2＋、潜血＋，纳可，寐差，大便可，舌红苔黄腻，脉弦滑。

中医诊断：淋证（血淋）。

中医：清热通淋，凉血止血。

用药：淡竹叶 10g，蝉蜕 10g，芦根 10g，茅根 10g，栀子 10g，白花蛇舌草 10g，地龙 10g，冬瓜皮 10g，五味子 10g，细辛 3g，栝楼皮 20g，车前草 10g，滑石 10g，当归 10g，酒苁蓉 20g，小蓟 10g，地榆炭 10g，萹蓄 10g，瞿麦 10g，红景天 20g，丹参 20g，丹皮 10g，甘草 10g，黄柏 6g，首乌藤 10g，炒决明 10g，枣仁 10g，生地黄 10g，菊花 10g，炒蒲黄 10g，大黄炭 5g（单包）。

辨证分析：肾者主水，维持机体水液代谢；膀胱者州都之官，有贮尿与排尿功能。两者脏腑表里相关，经脉相互络属，共主水道，司决渎。若膀胱湿热，灼伤血络，迫血妄行，血随尿出，以致小便涩痛有血，乃成血淋。

21. 刘某，男，44 岁，2015 年 7 月 23 日就诊。

患者自诉排便困难 1 月余，大便 4～5 日一行，便干，自服通便药效果不佳，腹胀，纳可，寐可，舌红苔黄腻，脉弦。

中医诊断：便秘（热秘）。

治疗：泻热导滞，润肠通便。

用药：升麻 6g，生地黄 60g，白术 60g，火麻仁 20g，郁李仁 20g，栝楼仁 20g，肉苁蓉 20g，山药 10g，茯苓 10g，生石膏 30g，胡黄连 20g，牛膝 20g，钩藤

20g，草决明 20g，红景天 20g。

辨证分析：饮酒过多，过食辛辣肥甘厚味，导致胃肠积热，燥热内结于肠胃，肠失濡养，造成便秘。

22. 何某，女，38 岁，2015 年 8 月 20 日就诊。

患者自诉白带多，有异味 5 日余，色黄，瘙痒，月经正常，纳可，寐可，二便调，舌红苔黄腻，脉滑。

中医诊断：带下（湿热下注型）。

治疗：清热止痒，除湿止带。

用药：苦参 20g，蛇床子 20g，黄柏 20g，地肤子 20g，白鲜皮 20g，地丁 20g，鱼腥草 20g，白花蛇舌草 20g，半边莲 20g，猪苓 20g，土茯苓 10g，滑石 20g，竹叶 20g，生甘草 20g，苍术 20g，薏米 20g。

辨证分析：脏腑功能失常，湿从内生，或下阴直接感染湿毒虫邪，致使湿邪损伤任带，使任脉不固，带脉失约，带浊下注胞中，流溢于阴窍，发为带下病。

23. 刘某，女，60 岁，2015 年 10 月 8 日就诊。

患者自诉咳嗽、咳痰 3 日余，痰色黄，咽痒，咽干，查体示双下肺有痰鸣，纳可，寐差，大便干，舌红苔白腻，脉滑。

中医诊断：咳嗽（痰湿蕴肺型）。

治疗：燥湿化痰。

用药：半夏 10g，竹茹 10g，桔梗 10g，鱼腥草

20g，胆南星 20g，白花蛇舌草 20g，海浮石 20g，葶苈子 10g，川贝 10g，杏仁 10g，炙麻黄 10g，陈皮 20g，五味子 10g，桑叶 10g，桑皮 10g，款冬花 10g，蝉蜕 15g，僵蚕 15g，白果 10g（先煎）。

辨证分析：过食肥甘辛辣炙煿，酿湿生痰，或平素脾运不健，饮食精微不归正化，变生痰浊。肺脉连胃，痰邪上扰，乃生咳嗽。

24. 白某，女，37 岁，2015 年 11 月 19 日就诊。

患者自诉经期提前两月余，近两个月周期提前 5 天来潮，量多，伴心慌、气短、乏力，纳可，寐可，二便调，舌淡苔白，脉沉细。

中医诊断：月经不调（气血亏虚型）。

治疗：补气养血，调经安神。

用药：当归 20g，白芍 30g，生地黄 20g，山药 20g，蝉蜕 20g，郁金 20g，太子参 20g，山萸肉 20g，泽泻 10g，僵蚕 20g，茯苓 10g，丹皮 10g，木贼 10g，青葙子 20g，红景天 20g，香附 20g，黄精 20g，桃仁 10g，红花 10g，炙甘草 20g。

辨证分析：气虚统摄无权或闭藏失职致冲任失固，冲任不能制约经血，脾虚气弱，经血失于统摄，故致月经量多。

第三节　针灸部分

刘旭强独立临床医案总结

1. 李某，男，46 岁。因饮酒过度突然失音一周，自服清咽滴丸等大量消炎药无效，经朋友介绍就诊。予以腹针震位、兑位针刺，同时配合舌针一次后，声音恢复基本正常。

2. 吕某，女，29 岁。该患者原有哮喘病史，每年冬季发作，因现正值哺乳期，不能随意用药，经人介绍就诊。予以腹针震位、兑位、坎位针刺，同时配合舌针加穴位敷贴，针后即见哮喘平息，效果显著。

3. 葛某，男，56 岁。因脑梗而致舌强语涩 20 余天，不伴肢体障碍。予以腹针震位、兑位、离位针刺，同时配合舌针，两次后语速正常，发音清晰。

4. 胡某某，女，50 岁。因更年期综合征而致梅核气，自觉咽堵闷似有异物梗阻，经各项检查无器质性病变，予以腹针震位、坎位、离位针刺，同时配合舌针后诸症减轻。

5. 修某某，男，39 岁。因其体质较弱，每到季节交替时气管炎反复发作，缠绵难愈，患者非常苦恼。

本次发病予以腹针震位、兑位、离位针刺，同时配合舌针配敷贴一周，病愈。

6. 刘某某，女，64 岁。糖尿病史 12 年，自觉口干舌面干热，饮水不能缓解，予以腹针震位、坎位、离位针刺，同时配合舌针后口中有津液润泽，患者欣喜。

7. 患者右侧面肌痉挛 1 个月余，予以腹针震位、坤位针刺，同时配合右侧丝竹空针刺，一次明显缓解，三次而愈。

8. 李某某，右侧网球肘 3 年，予以腹针震位、坤位针刺，同时配合左侧阳陵泉、右侧后溪、神门、昆仑穴，一次痛减，五次而愈。

9. 魏某某，男，51 岁。便秘 3 个月，予以腹针震位、兑位、艮位、乾位针刺，同时配合双侧天枢及支沟针刺，一次明显缓解，十次而愈。

10. 刘某某，男，64 岁。呃逆 10 天，予以腹针震位、坤位、艮位针刺，同时配合中脘针刺，一次明显缓解，三次而愈。

11. 李某某，男，49 岁。右颜面部疼痛半年，予以腹针震位、坤位、艮位针刺，同时配合中脘针刺，一次明显缓解，三次而愈。

12. 王某某，女，45 岁。病人患膀胱炎三四年，每月经期及排卵期即发作，表现为小腹紧，时有烧灼感，久服抗生素无效。予以腹针震位、坎位针刺，同时配合针刺中极穴，三次而烧灼感消失。数月后来诊治其他疾患，自述诸不适未见反复。

13. 张某某，女，53 岁。因小脑良性肿瘤于一年前手术切除，术后出现右面肌痉挛，时见面部肌肉抽动，伴偏头痛多年。予以腹针震位、离位、乾位针刺，同时配合针刺右侧丝竹空、左侧阳陵泉。渐针而面色渐红润，且面部抽紧感及抽动大减，偏头痛再未发作。

14. 回某某，女，54 岁。病人患腰背痛二十年，兼手足肘膝关节疼痛，最近腹泻明显，脉沉软。予以腹针震位、坤位、兑位针刺，同时配合火针针刺双侧天枢穴，一次痛减，十次而愈。

15. 李某，男，56 岁。病人患类风湿性关节炎多年，全身诸关节皆痛，冬天加重，夏天减轻。予以腹针震位、坎位、兑位针刺，同时配合火针针刺关元穴，一次痛减，二十余次而愈。

16. 董某某，女，61 岁。病人右膝疼痛 20 年，12年前做过手术，但疼痛未减，现蹲下不容易站起来。予以腹针震位、坤位、乾位针刺，同时在膝内外两侧找其压痛点，用注射针头点刺数下，并拔罐，出其瘀血，再针膝眼、犊鼻，其痛立减。二诊时自觉膝关节年轻了 20 年。

17. 臧某某，男，41 岁。膀胱癌手术史，半年来出现周身关节莫名疼痛，以腰骶为甚，呈刺痛，经常在半夜痛醒，且刺痛持续整晚，服止痛药无效。予以腹针震位、坤位、坎位、兑位针刺，同时配合针刺双侧手三里穴，其痛明显缓解，十次而愈。

18. 刘某某，男，56 岁。病人右腹股沟及髋关节外侧疼痛六年，痛及大腿外侧，反复发作，发作则不能行走，要服止痛药，MRI 检查未见异常。予以腹针震位、坤位、乾位针刺，半年后再来诊治颈痛，自述当时治疗一次而诸痛皆去，整个夏天竟然未再发作，现只略觉关节发紧。

19. 马某某，男，45 岁。病人听力下降，右侧听高分贝声音时会有刺痛，六年，伴有头晕。予以腹针震位、离位、坎位针刺，同时配合泻听会、翳风、外关、中渚、风市，以清少阳，泻金门以开太阳，针百会以理头部气机之滞塞。凡六诊耳痛渐好，听力上升。

20. 崔某某，女，30 岁。一年半前病人眼白突然多见红血丝，伴眼睛痒、烧灼感。予以腹针震位、离位、坎位针刺，同时配合针泻承浆、曲池、行间、侠溪，并补复溜，一诊后症消。今又复发，伴失眠。此为木火上灼，干扰神明。点刺耳尖及上星出血，并泻行间、侠溪、太阳、间谷，针入而眼睛立即舒畅。间谷为三间与合谷中点，此穴在第二掌骨全息的心区，配合行间治失眠多效。

21. 周某某，男，56岁。初诊时患支气管哮喘两年，喝大量啤酒或吃鱼虾则哮喘发作。此脾弱湿盛，土虚不养金，金被湿寒而病作。予以腹针震位、兑位、坎位针刺，同时配合水金、水通疏通肺气，重子、重仙培土补金，尺泽、孔最、鱼际清肺通气，足三里、章门补土。针入症减，断续治疗13次，诸症皆去，至今已三年，喝啤酒亦不会再发作，嘱其仍需戒冷饮、啤酒及海鲜。

22. 闫某某，女，32岁。患癔病性头痛四年，自觉有石头在脑内摩擦而作痛，兼有下腹痛。平时自言自语，易烦躁，但检查一切正常。予以腹针离位、震位、乾位针刺，同时配合取神门、百会、印堂以安神定志，承浆、气海、关元、水道以理下腹气机。针入而内心安稳，头痛及腹痛渐消，凡数诊而诸症遂愈。

23. 钱某某，男，46岁。五年前车祸史，引起后头至前头有奇怪的感觉，走路不平衡，平躺时左足趾时有刺痛，伴咽部有卡住感。予以腹针坎位、兑位、乾位针刺，同时配合针风池、风府、大椎、百会、内关、太冲、照海、列缺，诸穴合用，凡四诊而诸不适皆消。

24. 贾某某，女，32岁。患严重偏头痛三年，发作时伴头麻、右手麻、呕吐、后项紧，时痛至晕倒。予以腹针离位、震位、坤位、乾位针刺，同时配合针悬厘，向后平刺透率谷、四关、曲池、足三里。针后自觉极渴，狂饮水三升，而诸症即减。

25. 郭某某，女，74岁。半年前渐觉说话艰涩，伴吞咽困难，查CT发现脑内小梗塞，住院治疗后症状未减。予以腹针离位、震位、兑位，针刺，同时配合灸百会以温阳开窍；针风池、风府，此前后取穴；上廉泉向舌根鸡足刺法以开心窍；更刺内关、灵骨、大白、通里，七诊而诸症大是缓解，已能流畅讲话。

26. 姜某某，男，54岁。患脑梗一年，右半身不遂，走路时右下肢无力，略抖动，伴语言不畅。予以腹针震位、坤位、兑位、乾位针刺，同时配合针双风池、太冲以养血祛风，右足三里、阳陵泉以通利经脉，左灵骨、大白以加强右侧气血流通。二诊后走路好转，语言大为流利。

27. 朱某某，男，70岁。病人一年前患脑梗，现右半身不遂，语言艰涩，走路困难，右足略抖，脉细略涩。予以腹针震位、坤位、兑位、乾位针刺，同时配合泻风池、百会以祛风；足三里、阳陵泉、太冲，长针深刺以通达经络；左灵骨、大白温阳补气。七诊而近愈。

28. 姚某某，女，30岁。因其母亲患肝癌去世，悲伤半年余，伴有便秘三个月，胃脘痛，面部多见痘痘。予以腹针震位、坤位、艮位针刺，同时配合挑刺拔罐大椎穴周围诸红色小反应点，以清上浮之火；再针中脘、下脘、天枢、气海、足三里以理气和中，兼引浮火自阳明下行；后泻百会、内关、太冲以平肝和胃，安神镇静。诸穴合用，标本兼治，针入而胃脘痛霍然不见，心情转好。后数诊诸症皆去，言语开朗，再未见愁苦面容，且面部痘痘大见清爽。

29. 周某，男，45岁。患慢性大肠炎多年，去年手术切除有炎症的30厘米长一段大肠，症状缓解，但仍时有腹痛，每精神紧张则发作，伴时有腹泻。予以腹针震位、坤位、乾位针刺，同时配合针下脘、气海、天枢、足三里、下巨虚、内庭、太白，并灸肚脐，三诊而诸症大减。

30. 马某某，女，52岁。胆囊胀闷不适多年，但无疼痛。予以腹针震位、坤位、艮位针刺，同时配合针中脘、下脘、天枢、气海、足三里疏气化湿、通腑降浊，针外关、支沟、阳陵泉以清泻少阳郁火，针百会、太冲安神养阳、疏木降气。取穴虽显驳杂，但左右兼顾诸症，凡数诊而诸不适皆霍然若失。

31. 徐某某，女，51 岁。患肾盂肾炎，已用抗生素，之后出现恐惧，身体不停颤抖，伴头晕。针脐上下左右各寸半四穴以固先天肾气，怪三针以止晕，下三皇以补肾敛火，并灸百会、肚脐温潜阳气，兼固根本。凡八诊而诸不适，皆霍然若失。

32. 奕某某，男，39 岁。左半身自觉有不通畅的感觉，伴左偏头痛，左臀有疱疹，左前胸烧灼感，左阴囊下疼痛。予以腹针震位、坎位、艮位针刺，同时配合泻行间、蠡沟、迎香、曲泉以清降木火，针右灵骨、大白以止诸痛。凡三诊诸痛及烧灼感皆消失，而疱疹反见加重，此肝经热毒外泄皮下，再围针局部而愈。

33. 杜某，男，27 岁。患疲劳综合征两年，用西药而效差。整天疲劳，失眠，烦躁，无力运动。自觉头内热，注意力下降，想哭但哭不出来。予以腹针离位、震位、坎位、兑位针刺，同时配合四神聪、内关、大陵、神门针刺，三次而愈。

34. 刘某某，女，48 岁。肺结核多年，去年开始右肩酸痛不能上举后旋，肌肉消瘦，面色苍白无华，脉细苔薄，予以腹针震位、坤位针刺，同时配合尺泽（补，右）、云门（补，右）、肩髃（泻，右）、曲池

（泻，右）针刺，治疗两次后，痛势大减，治疗四次，动作灵活，抬举自由。

35. 欧某某，女，55岁。十月前因骑脚踏车摔跤而致左肩关节脱臼，当时由当地医师施行手法复位，复位后左肩疼痛持续二十余天，抬举不利，经电疗后稍轻，唯仍动辄锥痛入骨。左肩肌肉轻度萎缩，尤以肩贞穴部位最明显。舌淡，苔薄白，脉缓，予以腹针坎位、震位、巽位针刺，同时配合肩髃（泻，左）、肩髎（泻，左）、肩贞（泻，左）、臂臑（泻，左）、曲池（泻，左）、合谷（泻，左）针刺，共治疗5次，活动稍利，刺痛亦瘥。后因患者赴外地工作，未再继续治疗。

36. 季某，男，35岁。12岁时发生游走性关节酸痛，兼有发热，时作时休，曾经多次针药，稍有改善。半年来发作更甚，左右髋部酸楚，腰骶部压痛明显，两伏兔部酸胀，兼见左足跟肿痛，不能用力，行动不便，兼有心悸、苔薄黄、脉数，予以腹针坎位、震位、兑位、乾位、艮位针刺，同时配合八髎（泻，双）、环跳（泻，双）、秩边（泻，双）、阴阳陵泉（泻，双）、伏兔（泻，双）、曲池（泻，双）、膝眼（泻，双）、昆仑（泻，双）针刺，五次疼痛大减，二十次而愈。

37. 于某某，男，67 岁。入寐艰难，已有半载，症情忽作忽止，近月尤苦，头晕而鸣，口干心烦，遗精腰酸，舌质红而少苔，脉现细数。予以腹针坎位、震位、离位针刺，同时配合心俞（灸，双）、肾俞（补，双）、神门（泻，双）、三阴交（补，双）针刺，十次大效，二十次而愈。

38. 朱某某，男，70 岁。长期俯卧湿地，受寒湿之邪侵袭，渐觉腰背酸痛，四肢无力，小便带白色，有时白块涩痛，头痛头昏，经中西医治疗，未能彻底痊愈。后又患阳痿，小便不能控制，久治不愈，而来就诊。予以腹针坎位、震位、兑位针刺，同时配合关元（灸）、中极（灸）、肾俞（灸）、命门（灸）、腰俞（灸）针刺，治疗六次，阳痿痊愈，诸恙悉减，精神充沛。次年来院诊治他病，据称阳痿之症已愈。

39. 郭某某，女，25 岁。经前少腹疼痛，经行紫黑，胸肋刺痛，脉之关尺俱涩，予以腹针坎位、震位、艮位针刺，同时配合期门（泻，双）、归来（泻，双）、急脉（泻，双）、曲骨（泻）、三阴交（泻，双）针刺，针治一次痛减，三次痊愈。

40. 孙某，男，33 岁。因事业失败，抑郁寡欢，久之得心悸之症，时时悸动，惕惕不能安寐。面色潮红，两脉尺部细弱，寸脉动甚，此气郁而生痰火，干扰心君，神气失宁而致，予以腹针坎位、震位、离位针刺，同时配合心俞（泻，双）、巨阙（泻）、关元（补）、内关（泻，双）、丰隆（泻，双）、行间（泻，双）针刺，首三诊而心悸大减，不复恐怖，连诊一月而愈。

41. 范某某，女，64岁。四肢关节痹痛十余年，手指不能弯曲，脊椎疼痛尤甚，近来心悸，胸痞气急，面跗浮肿，脉来濡细数，舌绛苔薄。予以腹针坎位、震位、离位、兑位针刺，同时配合内关（泻，双）、郄门（泻，双）、手三里（泻，双）、合谷（泻，双）、足三里（补，双）、太冲（泻，双）、大椎（泻）、大杼（泻，双）针刺，五次显效，二十次而愈。

42. 李某，男，26岁。遗尿十余年，平时夜间熟睡不醒，唤之亦神识昏糊朦胧，每夜遗尿，从不间断，面色萎黄，脉舌如常。予以腹针坎位、震位、离位针刺，同时配合百会（泻）、四神聪（泻）、关元（补）、三阴交（补，双）针刺，连续治疗七天，晚间唤之即醒，能起床小便。

43. 唐某某，男，35岁。患者主诉：自幼因饮食饥饱失宜而经常胃脘疼痛。其后虽屡经中西医治疗，但始终没有治愈，胃痛时发时止，历三十余年，发时频频泛恶，脘腹胀满。切脉濡缓，舌苔薄白，予以腹针坤位、震位、离位针刺，同时配合内关（泻，双）、中脘（补）、足三里（补，双）、胃俞（补，双）、脾俞（补，双）针刺，三次大效，二十次而愈。

44. 祁某某，女，73 岁。形体肥胖，血压高，忽然右侧肢痿软，头昏而晕，两目模糊，言语略有不清，脉象弦虚，舌苔光剥，予以腹针坤位、震位、兑位、乾位针刺，同时配合阴包（补，右）、曲泉（补，右）、中封（补，右）、行间（泻，双）、肾俞（补，双）、关元俞（补，双）、命门（补，双）、关元（补，双）针刺，针治 2 个月而痊愈。

45. 杨某某，女，59 岁。中风已 3 个月，经治疗症状次第轻减，但右侧肢体仍麻木不仁，举动无力，舌强语謇，情绪急躁，胸脘痞闷，胃纳不香，脉弦细，苔薄黄，予以腹针坤位、震位、兑位、乾位针刺，同时配合风池（泻，双）、风府（泻）、肩髃（泻，右）、曲池（泻，右）、阴陵泉（泻，右）、阳陵泉（泻，右）、丰隆（泻，双）、三阴交（补，双）、丘墟（泻，右）、行间（泻，双）、蠡沟（泻，双）针刺，3 个月而愈。

46. 刘某某，女，60 岁。肿由下肢而起，食欲不振，大便溏泄，小溲短涩，渐延腹面浮肿，神倦肢冷，脘闷腹胀，舌淡胖，苔白滑，脉沉细。予以腹针坤位、震位、坎位、兑位针刺，同时配合针刺肺俞（补，双）、脾俞（补，双）、肾俞（补，双）、气海（补）、水分（灸），1个月而愈。

47. 王某某，女，45岁。突然周身关节肌肉疼痛三天，无明显诱因，痛至哭泣，不能入眠。以腹针坤位、震位、坎位、兑位针刺，留针后微笑而去。后再治疗数次，痛遂未作。诸穴合用，通痹止痛效果颇佳。

48. 穆某某，男，58岁。左上牙痛六周，牙医认为牙根已烂掉，建议拔牙。予以腹针巽位、震位、坎位针刺，同时配合针左曲池、合谷以清手阳明之火，右侧三里、侧下三里、内庭以泻足阳明之火，承浆、下关以牵引之，左三叉三以利手少阳，诸穴兼可止痛。针入痛止，三天后再诊一次，加对侧灵骨、大白，痛竟霍然，终未拔牙。

49. 薛某某，女，30岁。长期扁桃体发炎，稍受风寒即发作，手术切除后一个半月仍咽痛，伴前额痛。病人两年来吃饭则呕吐，要求一并治疗。其脉软而无力，舌淡胖。予以腹针兑位、坤位、坎位针刺，同时配合针四关、足三里、内关、鱼际，针入诸痛皆霍然消失。三诊时已无呕吐，能正常饮食，仍前额痛，针曲池、合谷则痛立消，再加足三里巩固之。

50. 林某某，女，51 岁。体胖甚，喘气不畅，脖子似有人掐住，面红，精神紧张，伴后头痛，其脉大。予以腹针兑位、震位、坎位针刺，同时配合针急针重子、重仙、列缺透阳溪、尺泽、灵骨、大白、太冲诸穴，针入而诸症皆去。病人面部出现微笑，自述已无不适。

51. 赵某某，女，51 岁。脑梗六年，一直头晕，前头明显，左侧偏瘫，要用拐杖才能缓慢行走，乏力，舌红无苔，脉细软。予以腹针兑位、震位、巽位、艮位针刺，同时配合取怪三针以通窍活血，针左阳陵泉、足三里、曲池、合谷以攻其滞；针右灵骨、大白以通畅周身气血，并刺左侧小腿阳明经黑色血络，以祛其瘀滞。渐治症渐减，头晕消失，自觉力量增加。

52. 李某某，男，73 岁。老年男性，左半身不适，左头痛，左臀部有疱疹，左前胸烧酌感，伴阴囊下痛。予以腹针兑位、震位、巽位、针刺，同时配合针泻行间、太冲、蠡沟以清上浮之木火。针迎香以泻阳明，助右降。针对侧灵骨、大白以从右引左，兼以止诸痛，二诊而诸症大减。

53. 李某某，男，64 岁。患头痛 13 年，痛时伴呕吐，一直靠西药戴芬缓解疼痛。面色苍白无华，脉细弱无力。予以腹针兑位、震位、乾位针刺，同时配合针风池、百会、列缺、三里诸穴，并灸百会以扶阳。一日针灸四次，而痛渐缓。

54. 潘某，女，32岁。头晕甚，低头系鞋带即晕倒在地。查右颈椎第一节有压痛，脉左寸沉软无力。予以腹针离位、震位、乾位针刺，同时配合针怪三针、人中、束骨、后溪、复溜，针入而晕去。二诊自述晕去九成，脉已平。三诊竟愈矣。此病人曾上肢痛数年，西医久治乏效，我按八字疗法针其对侧下肢，八次而诸痛皆失。

55. 肖某，男，46岁。右膝内侧肿痛半年，于某西医医院检查后认为"膝关节滑膜炎"。予以腹针震位、坤位、乾位针刺，配合右侧阳陵泉、双侧耳部膝全息穴针刺及右侧下肢浅静脉刺血法，症状明显缓解。三诊后肿痛全无，MRI示水肿已经消失。

56. 赵某某，女，44岁。病人右踝关节不小心扭伤，疼痛剧烈，右足完全不能着地，予以腹针震位、坤位、坎位、乾位针刺，配合左侧太渊穴、双侧耳部踝关节全息穴侧针刺，及右侧下肢浅静脉刺血法，症状明显缓解，一次即愈。

57. 朱某某，男，70岁。病人患额窦炎及鼻窦炎数年，每入冬即发作，鼻寒、鼻涕、前头痛，曾用过抗生素，效差。予以手针震位、兑位、离位及双侧耳部鼻全息穴针刺，同时配合印堂及双侧迎香穴，五次而愈。

58. 房福强，男，50岁。患慢性支气管炎近四年，咳嗽，有痰，反复发作，予以腹针震位、兑位、坎位针刺，配合脐部化痰润肺中药，症状明显缓解，十次而愈。

59. 许某某，女，62岁。患哮喘七年，自觉胸紧。予以腹针震位、兑位、坎位针刺，配合双太渊穴附近浅静脉放血，一次后，症状明显缓解，二十次而愈。

60. 韩某某，女，58岁。偏头痛10余年，左右交替，曾用过针灸及封闭疗法，未效，不肯服止痛西药。予以手针震位、离位、乾位针刺，连续治疗十数次，头痛大去，精神舒畅，后连续治疗二十余次而愈。